国家执业药师资格考试
药事管理与法规押题秘卷

《药事管理与法规押题秘卷》编委会　编

中国中医药出版社
·北京·

图书在版编目（CIP）数据

药事管理与法规押题秘卷/《药事管理与法规押题秘卷》编委会编 . —北京：中国中医药出版社，2019.1

（执业药师资格考试通关系列）

ISBN 978 – 7 – 5132 – 5274 – 4

Ⅰ.①药… Ⅱ.①药… Ⅲ.①药政管理 – 资格考试 – 习题集 ②药事法规 – 资格考试 – 习题集 Ⅳ.①R95 – 44

中国版本图书馆 CIP 数据核字（2018）第 236429 号

中国中医药出版社出版

北京市朝阳区北三环东路 28 号易亨大厦 16 层
邮政编码　100013
传真　010 – 64405750
山东临沂新华印刷物流集团有限责任公司印刷
各地新华书店经销

开本 787×1092　1/16　印张 6.25　字数 137 千字
2019 年 1 月第 1 版　2019 年 1 月第 1 次印刷
书号　ISBN 978 – 7 – 5132 – 5274 – 4
定价　49.00 元
网址　www.cptcm.com

答 疑 热 线　010 – 86464504

购 书 热 线　010 – 89535836

维 权 打 假　010 – 64405753

微信服务号　zgzyycbs

微商城网址　https://kdt.im/LIdUGr

官 方 微 博　http://e.weibo.com/cptcm

天猫旗舰店网址　https://zgzyycbs.tmall.com

如有印装质量问题请与本社出版部联系（010 – 64405510）

版权专有　侵权必究

使用说明

为进一步贯彻国家人力资源和社会保障部、国家药品监督管理局关于执业药师资格考试的有关精神，进一步落实执业药师资格考试的目标要求，帮助考生顺利通过考试，我们组织高等医药及中医药院校相关学科的优秀教师团队，依据国家执业药师资格认证中心 2015 年 2 月最新颁布的考试大纲及 2018 年 4 月对药事管理与法规科目大纲部分调整内容编写了相应的《执业药师资格考试通关系列丛书》。

本书含 6 套标准试卷，按照最新版大纲调整后的各学科知识点及新增题型要求（C 型题）编写，根据历年真卷筛选出易考易错题，通过对历年真卷考点分布的严格测算进行设计，力求让考生感受最真实的执业药师资格考试命题环境，使考生在备考时和临考前能够全面了解自身对知识的掌握情况，做到查缺补漏、有的放矢。同时供考生考前自测，通过 6 套试卷的练习熟悉考试形式、掌握考试节奏、适应考试题量、巩固薄弱环节，确保考试顺利通过。

目 录

■ 药事管理与法规押题秘卷（一）（共 13 页）

■ 药事管理与法规押题秘卷（二）（共 13 页）

■ 药事管理与法规押题秘卷（三）（共 14 页）

■ 药事管理与法规押题秘卷（四）（共 13 页）

■ 药事管理与法规押题秘卷（五）（共 14 页）

■ 药事管理与法规押题秘卷（六）（共 13 页）

试卷标识码:

国家执业药师资格考试

药事管理与法规
押题秘卷（一）

考生姓名：_____

准考证号：_____

考　　点：_____

考　场　号：_____

药事管理与法规押题秘卷(一)

一、A型题（单句型最佳选择题）

答题说明

以下每一道考题下面有A、B、C、D四个备选答案。请从中选择一个最佳答案。

1. 下列关于执业药师的执业行为，不正确的是
   A. 在患者和公众生命安全存在危险的紧急情况下，为了患者及公众的利益，执业药师应当提供必要的药学服务和救助措施
   B. 在执业过程中，任何情况下执业药师都不得拒绝为患者调配处方、提供药品或药学服务
   C. 执业药师应当满足患者的用药咨询需求，提供专业、真实、准确、全面的药学信息
   D. 执业药师应当在合法的药品零售企业、医疗机构从事合法的药学技术业务活动

2. 有关《进口药材批件》，错误的是
   A. 《进口药材批件》分一次性有效批件和多次使用批件
   B. 一次性有效批件的有效期为1年
   C. 多次使用批件的有效期为5年
   D. 国家药品监督管理部门对濒危物种药材或者首次进口药材的进口申请，颁发一次性有效批件

3. 下列药品安全风险管理措施主要由药品使用单位承担的是
   A. 药品再评价
   B. 药品不良反应的调查
   C. 药物临床应用管理
   D. 药品召回

4. 根据《野生药材资源保护管理条例》，国家三级保护野生药材物种是指
   A. 分布区域缩小的重要野生药材物种
   B. 资源处于衰竭状态的重要野生药材资源
   C. 资源严重减少的主要常用野生药材物种
   D. 濒临灭绝状态的稀有珍贵野生药材物种

5. 下列不属于中药品种保护范围的是
   A. 中成药
   B. 天然药物的提取物
   C. 天然药物提取物的制剂
   D. 申请专利的中药制剂

6. 对濒临灭绝状态的稀有珍贵野生药材物种实行
   A. 二级保护
   B. 三级保护
   C. 限量出口
   D. 一级保护

7. 为了有效开展质量管理工作，企业应当设立
   A. 质量管理责任人
   B. 采购部门
   C. 质量管理部门
   D. 质量管理人员

8. 关于《药品经营质量管理规范》的说法，错误的是
   A. 医疗机构药房和计划生育技术服务机构按照《药品经营质量管理规范》对药品采购、储存、养护进行质量管理
   B. 《药品经营质量管理规范》是药品经营管理和质量控制的基本准则
   C. 药品生产企业销售药品、药品流通过程中其他涉及药品储存与运输的行为，也应当符合《药品经营质量管理规范》的规定
   D. 《药品经营质量管理规范》附录作为正文的附加条款，与正文条款具有同等效力

9. 知道或应当知道他人制售伪劣商品犯罪而为其提供便利条件的，以

A. 制售伪劣商品犯罪的共犯论处
B. 制售伪劣商品犯罪论处
C. 依法追究刑事责任
D. 依法追究民事责任

10. 黄芩片、茯苓块、肉桂丝属于
    A. 中药材
    B. 中药饮片
    C. 中成药
    D. 民族药

11. 药品召回分级的依据是
    A. 药品产生危害的范围
    B. 药品产生危害的严重程度
    C. 药品安全隐患的严重程度
    D. 药品不良反应的严重程度

12. 下列可不按新药申请程序申报的药品注册的是
    A. 新药
    B. 已上市药品由普通片剂改为缓释片剂
    C. 注射剂仿制药
    D. 已上市药品增加新的适应证

13. 根据国家药品监督管理部门对药品委托生产管理的相关规定,下列品种可以委托加工的是
    A. 葡萄糖氯化钠注射液
    B. 安奇霉素原料药
    C. 清开灵注射液
    D. 白蛋白注射液

14. 关于预防用生物制品的说明书,书写不正确的是
    A. 冻干制品应标明冻干保护剂的主要成分
    B. 可不列【适应证】项,但需列出【接种对象】
    C. 【规格】项中应标明该制品每 1 次人用剂量及有效成分的含量或效价单位及装量(或冻干制剂的复溶后体积)
    D. 【规格】项中应标明该制品每支(瓶)制剂有效成分的含量或效价单位及装量(或冻干制剂的复溶后体积)

15. 关于医疗用毒性药品供应和调配管理的论述,不正确的是
    A. 医疗单位供应和调配毒性药品,每次处方剂量不得超过 3 日极量
    B. 医疗单位供应和调配毒性药品,需凭医师签名的正式处方
    C. 调配处方时,必须认真负责,计量准确,按医嘱注明要求
    D. 对处方未注明"生用"的毒性中药,应当付炮制品

16. 关于地芬诺酯单方剂和含地芬诺酯复方制剂经营管理的说法,正确的是
    A. 地芬诺酯单方制剂和含地芬诺酯的复方制剂都按麻醉药品管理
    B. 地芬诺酯单方制剂和含地芬诺酯的复方制剂都不属于麻醉药品
    C. 地芬诺酯单方制剂和含地芬诺酯的复方制剂都可以在药品零售企业销售
    D. 地芬诺酯单方制剂不能在药品零售企业销售,含地芬诺酯的复方剂在药品零售企业应严格凭执业药师开具的处方销售

17. 下列除哪一项外,药品标签上都必须印有规定的标志
    A. 麻醉药品、精神药品
    B. 处方药
    C. 非处方药
    D. 外用药品

18. 根据《中华人民共和国药品管理法实施条例》,在城乡集市贸易市场设点销售的药品超出批准经营的药品范围的

A. 按从无证企业购进药品处罚
B. 按无证经营处罚
C. 按经营假药处罚
D. 按经营劣药处罚

19. 根据《药品经营质量管理规范》，关于药品批发企业药品收货与验收的说法，错误的是
    A. 实施批签发管理的生物制品，抽样验收时可不开箱检查
    B. 对包装异常、零货、拼箱的药品，抽样验货时应当开箱检查至最小包装
    C. 冷藏、冷冻药品如在阴凉库待验，应尽快进行收货验货，验收合格尽快送入冷库
    D. 冷藏、冷冻药品到货时，应当查验运输方式及运输过程的温度记录、运输时间等质量控制状况，不符合温度要求的应当拒收

20. 某药品零售企业陈列商品的方法，错误的是
    A. 毒性中药品种在专门的橱窗陈列
    B. 药品按剂型、用途及储存要求分类陈列
    C. 外用药与其他药品分开摆放
    D. 拆零药品集中存放于拆零专柜或专区

21. 企业采购活动的要求不包括
    A. 核实供货单位销售人员的合法资格
    B. 对供货单位质量管理体系进行评价
    C. 与供货单位签订质量保证协议
    D. 确定所购入药品的合法性

22. 某医院配制的医疗机构制剂临床效果良好，很受患者欢迎。该医院制剂管理的做法，正确的是
    A. 加强药品不良反应监测，并对该制剂质量负责
    B. 在医院宣传栏中对该制剂进行广告宣传
    C. 通过提供互联网药品信息服务的网站发布该制剂信息
    D. 将该制剂销售给其他需要的医疗机构

23. 根据《医疗机构药事管理规定》，二级医院临床药师不少于
    A. 5 名
    B. 4 名
    C. 3 名
    D. 2 名

24. 从事医疗器械经营，应当具备的条件不包括
    A. 具有与经营范围和经营规模相适应的质量管理机构或者质量管理人员，质量管理人员不需相关专业学历或者职称，但需相关经验
    B. 具有与经营范围和经营规模相适应的经营、贮存场所
    C. 具有与经营范围和经营规模相适应的贮存条件，全部委托其他医疗器械经营企业贮存的可以不设立库房
    D. 具有与经营的医疗器械相适应的质量管理制度

25. 属于我国生产的第一类精神药品品种的是
    A. 戊巴比妥
    B. 苯巴比妥
    C. 异戊巴比妥
    D. 司可巴比妥

26. 下列药品说明书和标签中，药品名称和标识符合规定的是
    A. 某外用乳膏标签上印有蓝底白色的"外"字标识
    B. 某药品的通用名字体采用深绿色，与背景形成强烈反差
    C. 某药品商品名的字体以单字面积计等于通用名字体的二分之一
    D. 某药品的注册商标字体以单字面积计

等于通用名所用字体的三分之一

27. 依照《麻醉药品、第一类精神药品购用印鉴卡管理规定》,印鉴卡有效期满需换领新卡的医疗机构,还应当提交原印鉴卡有效期间内麻醉药品、第一类精神药品的
   A. 管理情况
   B. 储存情况
   C. 使用情况
   D. 购入情况

28. 根据《医疗机构药事管理规定》,药事管理与药物治疗学委员会组成人员不包括具有高级技术职务任职资格的
   A. 药学人员
   B. 临床医学人员
   C. 护理人员
   D. 药品采购人员

29. 关于毒性中药饮片定点生产和经营管理行为的说法,错误的是
   A. 雄黄根据市场需求,按省区确定2~3个定点企业生产
   B. 朱砂应由全国集中定点生产,供全国使用
   C. 定点生产的毒性中药饮片可直销到医疗机构
   D. 毒性中药饮片实行专人、专库(柜)、专账、专用衡器、双人双锁保管

30. 根据《中华人民共和国广告法》,可做广告的药品是
   A. 硝苯地平
   B. 舒芬太尼
   C. 劳拉西泮
   D. 咖啡因

31. 药品广告必须符合合法性和科学性要求,不得在药品广告中出现
   A. 忠告语
   B. 药品生产批准文号
   C. 医疗机构名称、地址
   D. 药品经营企业名称

32. 互联网药品信息服务分为
   A. 处方药与非处方药两类
   B. 一般药品与特殊药品两类
   C. 面向公众与面向专业人员两类
   D. 经营性与非经营性两类

33. 根据《中华人民共和国消费者权益保护法》,经营者在提供商品时,对可能危及人身、财产安全的商品和服务,无须
   A. 向消费者作出明确的警示
   B. 说明和标明正确使用商品或者接受服务的方法
   C. 说明和标明防止危害发生的方法
   D. 做出危害人身、财产安全的无条件赔偿的承诺

34. 某县药品经营企业对本县药品监督管理部门作出的行政处罚决定不服,欲申请行政复议。受理该行政复议申请的机关可以是
   A. 所在地省级人民政府
   B. 所在地市级药品监督管理部门
   C. 所在地市级人民政府
   D. 本县人民法院

35. 根据《关于进一步改革完善药品生产流通使用政策的若干意见》,国家将实行药品领域全链条、全流程的重大改革。下列关于推动药品流通体制改革措施的说法,错误的是
   A. 鼓励药品流通企业批发零售一体化经营
   B. 力争到2018年底,实现零售药店分级分类管理,全面实现零售连锁化
   C. 整治药品流通领域的突出问题,严厉打击租借证照等违法违规行为

D. 规范零售药店互联网零售服务,推广"网订店取""网订店送"等新型配送方式

36. 根据《全国人民代表大会常务委员会关于授权国务院在部分地方开展药品上市许可持有人制度试点和有关问题的决定》,在试点地区的下列人员,可以申请成为药品上市许可持有人的是
   A. 上海市三甲综合性医院内科的主任医师
   B. 广东省某药品零售连锁企业的总经理
   C. 四川省某药品批发企业的董事长
   D. 河北省某药物研究所的研究员

37. 《中华人民共和国药品管理法实施条例》规定,医疗机构审核和调配处方的药剂人员必须是
   A. 依法经资格认定的药学技术人员
   B. 执业药师
   C. 从业药师
   D. 主管药师以上技术职称的人

38. 根据《麻醉药品和精神药品管理条例》规定,有关区域性批发企业说法错误的是
   A. 区域性批发企业可以向本省、自治区、直辖市行政区域内有资格的医疗机构销售麻醉药品和第一类精神药品
   B. 由于特殊地理位置的原因,需要就近向其他省、直辖市行政区域内有资格的医疗机构销售的,应当经其他省药品监督管理部门批准
   C. 区域性批发企业之间因需要调剂麻醉药品和第一类精神药品的,应当在调剂后2日内将调剂情况分别报所在地省、自治区、直辖市人民政府药品监督管理部门备案
   D. 区域性批发企业可以从全国性批发企业购进麻醉药品和第一类精神药品

39. 新药的监测期应为
   A. 自新药批准生产之日起计算,最长不得超过1年
   B. 自新药批准生产之日起计算,最长不得超过2年
   C. 自新药批准生产之日起计算,最长不得超过3年
   D. 自新药批准生产之日起计算,最长不得超过5年

40. 下列关于药品广告内容的说法,不正确的是
   A. 必须真实、合法,不得含有虚假的内容
   B. 以国家药品监督管理部门批准的说明书为准
   C. 非药品广告不得有涉及药品的宣传
   D. 可以用国家机关、医药科研单位、学术机构或者专家、学者、医师、患者的名义和形象作证明

二、B型题（标准配伍题）

答题说明

以下提供若干组考题,每组考题共用在考题前列出的A、B、C、D四个备选答案。请从中选择一个与问题关系最密切的答案。某个备选答案可能被选择一次、多次或不被选择。

(41~44题共用备选答案)
   A. 救死扶伤,不辱使命
   B. 尊重患者,平等相待
   C. 依法执业,质量第一
   D. 进德修业,珍视声誉

关于《中国执业药师职业道德准则适用指导》的说法

41. 执业药师对在执业过程中知晓的患者隐

私,不得无故泄漏,体现了
42. 执业药师应当将患者及公众的身体健康和生命安全放在首位,体现了
43. 执业药师不断学习新知识、新技术,加强道德修养,体现了
44. 执业药师应当遵守药品管理法律、法规,体现了

(45～46题共用备选答案)
A. 公开招标采购
B. 定点生产
C. 集中挂网,医院直接采购
D. 按国家现行规定采购

45. 对临床用量大、采购金额高、多家企业生产的基本药物应
46. 对用量小、临床必需、市场供应短缺的基本药物应

(47～49题共用备选答案)
A. 商务部
B. 国家发展和改革委员会
C. 人力资源和社会保障部
D. 国家卫生健康委员会

47. 负责研究制定药品流通行业发展规划的部门是
48. 制定并发布《国家基本医疗保险、工伤保险和生育保险药品目录》的部门是
49. 负责组织制定国家药物政策和国家基本药物制度的部门是

(50～52题共用备选答案)
A. 企业负责人
B. 质量负责人
C. 质量管理部门负责人
D. 法定代表人

50. 负责企业日常管理的是
51. 全面负责药品质量管理工作的是
52. 企业内部对药品质量管理具有裁决权的是

(53～55题共用备选答案)
A. 高致敏性药品
B. 产尘量大的药品
C. 性激素类避孕药品
D. 细胞毒性类药品

53. 生产时须采用专用和独立厂房、生产设施和设备的是
54. 操作区域应保持相对负压的是
55. 排风口应远离其他空气净化系统的进风口的是

(56～57题共用备选答案)
A. 自检
B. 抽查检验
C. 指定检验
D. 复验

56. 药品监督管理部门有权根据需要不收取任何费用,对药品质量进行
57. 对于疫苗类制品必须进行

(58～60题共用备选答案)
A. 处十年以上有期徒刑、无期徒刑或者死刑,并处罚金或没收财产
B. 处五年以上有期徒刑,并处罚款或没收财产
C. 处三年以上十年以下有期徒刑,并处罚金
D. 处三年以上七年以下有期徒刑,并处罚金

58. 生产销售劣药对人体健康造成严重危害的
59. 生产销售假药致人死亡或有其他特别严重情节的
60. 严重扰乱市场秩序,情节特别严重的非法经营行为

(61～62题共用备选答案)
A. 中药饮片
B. 使用不方便的药品
C. 化学药品

D. 主要用于滋补保健作用,易滥用的药品

根据《国家基本药物目录管理办法(暂行)》

61. 不能纳入《国家基本药物目录》遴选范围的药品是
62. 不符合国家基本药物遴选原则的药品是

(63~65题共用备选答案)
A. 自主选择权
B. 结社权
C. 受尊重权
D. 知情权

63. 消费者有权自主选择提供商品或者服务的经营者,这是
64. 消费者依法成立消费者协会,是消费者的
65. 消费者的民族习惯应当被尊重,这是

(66~67题共用备选答案)
A. 处方药
B. 非处方药
C. 处方药和非处方药
D. 医疗机构制剂

66. 可以在国务院卫生行政部门和国家药品监督管理部门共同指定的医学、药学专业刊物上发布广告的是
67. 禁止发布广告的是

(68~69题共用备选答案)
A. 医疗机构制剂
B. 非处方药
C. 处方药
D. 第二类精神药品

68. 可以取得广告批准文号,但只能在专业期刊进行广告宣传的药品是
69. 可以取得广告批准文号,并可以在大众传媒进行广告宣传的药品是

(70~71题共用备选答案)
A. "药品生产许可证"
B. "药品经营许可证"
C. "医疗机构制剂许可证"
D. "医疗机构执业许可证"

70. 医疗机构生产假药,情节严重的,应吊销其
71. 药品生产企业生产假药,情节严重的,应吊销其

(72~73题共用备选答案)
A. 中级以上技术职务任职资格
B. 高级技术职务任职资格
C. 药学或药学管理专业本科以上学历并具有本专业中级技术职务任职资格
D. 药学或药学管理专业专科以上学历并具有本专业高级以上技术职务任职资格

72. 二级医院药学部门负责人的任职资格是
73. 三级医院药事管理委员会的任职资格是

(74~76题共用备选答案)
A. 品种保护制度
B. 分类管理制度
C. 特殊管理制度
D. 专线运输制度

74. 国家对中药实行
75. 国家对麻醉药品实行
76. 国家对处方药与非处方药实行

(77~79题共用备选答案)
A. 红色专有标识
B. 绿色专有标识
C. 外用药品标识
D. 双色专有标识

依据《非处方药专有标识管理规定(暂行)》

77. 外用药品用
78. 甲类非处方药药品用
79. 乙类非处方药药品用

(80~81题共用备选答案)
A. γ-羟丁酸
B. 枸橼酸西地那非

C. 麦角胺
D. 吗啡阿托品注射液
80. 属于麻醉药品的是
81. 属于第一类精神药品的是

(82~83题共用备选答案)
A. 首次进口5年以内的进口药品
B. 已受理注册申请的新药
C. 已过新药检测期的国产药品
D. 处于Ⅲ期临床试验的药物

82. 根据《药品不良反应报告和监测管理办法》，哪类药品应报告所有不良反应
83. 根据《药品不良反应报告和监测管理办法》，哪类药品应报告新的和严重的不良反应

(84~85题共用备选答案)
A. Ⅰ期临床试验
B. Ⅱ期临床试验
C. Ⅲ期临床试验
D. Ⅳ期临床试验

依照《药品注册管理办法》
84. 初步的临床药理学及人体安全性评价试验称为
85. 新药上市后应用研究阶段的临床试验称为

(86~88题共用备选答案)
A. 深化医药卫生体制改革，推进健康中国建设
B. 整顿流通秩序，推进药品流通体制改革
C. 提高药品质量疗效，促进医药产业结构调整
D. 调整利益驱动机制，规范医药产和用药行为

根据《关于进一步改革完善药品生产流通使用政策的若干意见》
86. 药品生产环节重大改革的关键是
87. 药品使用环节重改革强调的是
88. 药品流通环节重大改革的重点是

(89~90题共用备选答案)
A. 麻醉药品
B. 医疗用毒性药品
C. 精神药品
D. 药品类易制毒化学品

89. 伪黄麻素属于
90. A型肉毒毒素及其制剂属于

三、C型题（综合分析选择题）

答题说明

以下提供若干个案例，每个案例下设若干道考题。每一道考题下面有A、B、C、D四个备选答案。请从中选择一个最佳答案。

(91~93题共用题干)
近年来，随着经济发展和居民生活水平的不断提高，我国药品流通市场蓬勃发展。对一个小城市而言，药品经营使用单位、医疗机构、零售药店越来越多，药品的需求量很大，但药品批发企业数量太少，市场不够规范，反而造成小城市药品批发企业经营状况很不乐观，影响整个城市的医药产业稳定发展。现在吴女士想要开一家药品批发企业，请你根据你的知识，帮她解决几个疑问。

91. 吴女士如果要作为企业负责人，应该具有的资质是
A. 中药学中级以上专业技术职称
B. 执业药师资格和3年以上药品经营质量管理工作经历，能独立解决经营过程中的质量问题
C. 大学专科以上学历或者中级以上专业技术职称，经过简单的药学知识培训，熟

悉有关药品管理的法律法规及《药品经营质量管理规范》

D. 大学本科以上学历、执业药师资格和3年以上药品经营质量管理工作经历,在质量管理工作中具备正确判断和保障实施的能力

92. 吴女士为了销售药品准备了以下材料,哪项资料是不需要提供的
   A. 加盖本企业原印章的"药品生产许可证"或"药品经营许可证"的复印件
   B. 加盖本企业原印章的所销售药品的批准证明文件复印件
   C. 加盖本企业原印章的营业执照的复印件
   D. 加盖本企业原印章的监督人员授权书复印件

93. 吴女士想要销售麻醉药品和精神药品,但区域性批发企业不可以
   A. 从全国性批发企业购进麻醉药品和第一类精神药品
   B. 经批准从定点生产企业购进麻醉药品和第一类精神药品
   C. 从一般批发企业购进麻醉药品和第一类精神药品
   D. 从事第二类精神药品批发业务

(94～98题共用题干)

武汉市药监部门突击检查武昌某中医门诊部,查获400余袋无文号治肝假药和60多瓶水剂。根据群众举报线索,对位于武昌紫阳路的某中医门诊部一楼药房进行检查,发现400余袋紫色、棕色、黑色的药丸,外包装塑料袋上无任何标示,以及60多瓶褐色水剂。药房处方上有转阴1号、5号、6号的记录。这些无文号药剂是该门诊部肝病和耳鼻喉专科用药。专科承包人张某交待,他来自广西,这些无文号的药丸是所谓的"转阴排毒丸",是在门诊后的注射室里分装的。张某与门诊部的合同显示,他每年向门诊部交纳"管理费"10万元。该门诊部和张某拒不交待药品来源、价格和使

用数量。

94. 生产、销售的假药被使用后,造成重度残疾,应当认定为
   A. 足以严重危害人体健康
   B. 对人体健康造成轻度危害
   C. 后果特别严重
   D. 其他特别严重情节

95. 生产者、销售者在产品中掺杂、掺假、以次充好,销售金额在50万元以上不满200万元的
   A. 处15年有期徒刑或者无期徒刑
   B. 处10年有期徒刑或者无期徒刑
   C. 处7年以上有期徒刑
   D. 处2年以下有期徒刑或者拘役,并处或单处罚金

96. 生产、销售假药,处以
   A. 3年以下有期徒刑或者拘役,并处罚金
   B. 3年以上10年以下有期徒刑,并处罚金
   C. 10年以上有期徒刑或者无期徒刑,并处罚金
   D. 10年以上有期徒刑或者无期徒刑,并处罚金或者没收财产

97. 生产、销售假药,致人死亡或者有其他特别严重情节的,处以
   A. 10年以上有期徒刑、无期徒刑或者死刑,并处罚金或者没收财产
   B. 10年以上有期徒刑或者无期徒刑,并处罚金或者没收财产
   C. 10年以上有期徒刑或者无期徒刑,并处罚金
   D. 3年以上10年以下有期徒刑,并处罚金

98. 生产、销售劣药,后果特别严重的,处以
   A. 10年以上有期徒刑、无期徒刑或者死刑,并处罚金或者没收财产
   B. 10年以上有期徒刑或者无期徒刑,并处罚金或者没收财产
   C. 10年以上有期徒刑或者无期徒刑,并处罚金
   D. 3年以上10年以下有期徒刑,并处罚金

(99~100题共用题干)

最近,某局对通过GSP认证的药店进行了规范检查,加强了对药师资格证的审核。在审核过程中,某局会同当地人事部门,要求药店所聘药师在送审其资格证时须同时提交专业技术职务呈报表和人事部门公布职称的文件。但有些药店的药师迟迟不能提供某局要求提交的材料(据了解可能存在造假现象),还有个别药店的药师提供的资格证经人事部门确认属于假证。经确认属于假证的,执法人员责令药店更换人员,聘请有药师资格证的人员上岗,但药店迟迟未能聘请到新的药师。

99. 根据材料内容,开办药店必须具有
   A. 依法经过资格认定的药学技术人员
   B. 保证所经营药品质量的规章制度
   C. 与所经营药品相适应的质量管理人员
   D. 与所经营药品相适应的营业场所

100. 药师不在岗时,应停止销售
   A. 非处方药
   B. 乙类处方药
   C. 处方药和非处方药
   D. 处方药和甲类处方药

(101~105题共用题干)

近日,小张身边的很多朋友都开始转行开药店。据朋友们说,药品零售平均毛利率至少可达50%,其中常用的抗菌类药毛利最高,可达100%~200%,比起家电流通领域最多3%~5%的毛利可称"暴利"。于是小张也心动了,想尝试经营一家药店。

101. 以下药物小张可以在药店内销售的是
   A. 地芬诺酯
   B. 布桂嗪
   C. 曲马多
   D. 哌醋甲酯

102. 小张咨询了朋友关于药店购进药品的事项,朋友们给出了不同的说法。以下说法错误的是
   A. 企业购进药品应以质量为前提,从合法的企业进货
   B. 药品零售企业对首营企业应确认其合法资格,并做好记录
   C. 购进药品应有合法票据,并按规定建立购进记录,做到票、账、货相符
   D. 验收人员应严格按照有关规定逐批验收并记录,每批都应抽样送检验机构检验

103. 小张设想了以下几种方式陈列药品,朋友说有一项陈列方式是错误的。你认为哪一项不符规定
   A. 按药品的剂型或用途分类陈列
   B. 药品应根据其温湿度要求,按照规定的储存条件存放
   C. 麻醉品应专柜陈列
   D. 外用药品与一般药品应分开存放

104. 如果小张发现自己销售的药品存在安全隐患,采取以下哪项行为是不恰当的
   A. 立即停止销售或者使用该药品
   B. 立即实施药品召回
   C. 通知药品生产企业或者供货商
   D. 向药品监督管理部门报告

105. 朋友关于服务给出了以下指导意见,你认为说法不当的是
   A. 营业时间内,应有执业药师或药师在岗
   B. 销售药品时,应由执业药师或药师对处方进行审核并签字后,方可依据处方调配、销售药品
   C. 无医师开具的处方不得销售非处方药
   D. 处方药不应采用开架自选的销售方式

(106~108题共用题干)

甲和乙同为药品批发企业,其所持有的"药品经营许可证"载明的经营范围为麻醉药品、精神药品、医疗用毒性药品、化学原料药及其制剂、抗生素原料药及其制剂、生化药品。丙是药品零售企业,经营方式是零售(连锁),经营范围是中药饮品、中成药、化学药制剂。出于经营策略的需要,甲企业决定与乙企业合并,

并扩大经营范围,丙企业决定更换质量负责人并扩大经营范围。

106. 甲、乙、丙企业都能够经营的药品是
    A. 第一类精神药品
    B. 含麻黄的复方制剂
    C. 第二类精神药
    D. A型肉毒毒素

107. 关于甲、乙两企业合并的说法,正确的是
    A. 属于"药物经营许可证"许可事项变更
    B. 属于应该重新办理"药物经营许可证"的事项
    C. 属于"药物经营许可证"登记事项变更
    D. 属于只需到工商行政部门办理企业注册登记事项变更

108. 丙企业变更质量负责人和扩大经营范围的变更类型是
    A. 变更质量负责人属于许可事项变更,扩大经营范围属于登记事项变更
    B. 变更企业负责人属于登记事项变更,扩大经营范围属于许可事项变更
    C. 变更质量负责人和扩大经营范围都属于登记事项变更
    D. 变更质量负责人和扩大经营范围都属于许可事项变更

(109~110题共用题干)
张某因听力下降,决定去某药品零售企业购买一台助听器。选购时,发现不同助听器的注册证号具有不同的格式:国械注进2015246×××号、沪食药监械(准)2012第246×××、京药监械(准)2012第246×××等,为此专门请教该药店值班药师,并购买了其中的一款。使用两天后,张某发现该助听器存在质量问题,遂到该药店要求退货。

109. 根据上述材料的注册证号格式,可以推断出助听器是第二类医疗器械。关于这类医疗器械的管理方式的说法,正确的是
    A. 产品实行备案管理,经营实行备案管理
    B. 产品实行注册管理,经营实行备案管理
    C. 产品实行备案管理,经营实行许可管理
    D. 产品实行注册管理,经营实行许可管理

110. 如果该零售药店不同意退货与张某发生争议,下列关于双方解决争议的方式中,错误的是
    A. 向卫生行政管理部门提请仲裁
    B. 继续协商和解
    C. 请求消费者权益保护协会调解
    D. 向人民法院提起诉讼

四、X型题（多项选择题）

答题说明

以下每一道考题下面有A、B、C、D四个备选答案。请从中选择二个或二个以上的正确答案。

111. 当事人对药品检验机构的检验结果有异议的,可以申请复验的机构有
    A. 原药品检验机构
    B. 同级的药品监督管理部门设置或者确定的其他药品检验机构
    C. 原药品检验所的上一级药品检验所
    D. 中国食品药品检定研究院

112. 下列必须从重处罚的行为有
    A. 以麻醉药品等特殊管理药品冒充其他药品,或者其他药品冒充特殊管理药品的
    B. 生产销售以孕产妇、婴幼儿及儿童为主要使用对象的假药、劣药的
    C. 生产、销售、使用假劣药造成人员伤害后果的,或经处理后重犯的
    D. 生产、销售的生物制品、血液制品属于假药、劣药的

113. 下列药品销售行为中违法的有
    A. 药店经批准在边远城乡集市贸易市场内出售维C银翘片
    B. 大型超市设柜台销售甲类非处方药
    C. 药品生产企业在交易会上现货出售非处方药
    D. 药品零售企业直接向个人消费者提供互联网药品交易服务

114. 与保健食品批准文号管理相符的是
    A. 国产保健食品批准文号格式为:国食健注G+4位年代号+4位顺序号
    B. 国产保健食品批准文号格式为:国食健注J+4位年代号+4位顺序号
    C. 进口保健食品批准文号格式为:国食健注J+4位年代号+4位顺序号
    D. 保健食品批准证书有效期为5年

115. 不能纳入基本医疗保险用药范围的是
    A. 主要起营养滋补作用的药品
    B. 用中药材和中药饮片炮制的各类酒制剂
    C. 部分可以入药的动物及动物脏器、干(水)果类
    D. 各类药品中果味制剂、口服泡腾剂

116. 特殊用途化妆品是指用于以下途径的化妆品
    A. 育发
    B. 染发
    C. 烫发
    D. 脱毛

117. 根据《处方管理办法》规定,处方中可以出现的药品名称有
    A. 规范的中文名称
    B. 规范的英文名称
    C. 医师编制的医院内部使用的药品代号
    D. 药师统一编制的药品缩写名称

118. 生产、销售假药致人死亡的,对直接责任人员可判处
    A. 十年以上有期徒刑,并处罚金或者没收财产
    B. 无期徒刑,并处罚金或者没收财产
    C. 三年以上十年以下有期徒刑,并处罚金
    D. 死刑,并处罚金或者没收财产

119. 特殊医学用途配方食品申请注册时应该提交的材料有
    A. 产品配方
    B. 生产工艺
    C. 标签和说明书
    D. 表明产品安全性、营养充足性和特殊医学用途临床效果的材料

120. 制定《麻醉药品和精神药品管理条例》的目的是
    A. 加强麻醉药品和精神药品管理
    B. 防止麻醉药品和精神药品流入非法渠道
    C. 增进麻醉药品和精神药品疗效
    D. 保证麻醉药品和精神药品的合法、安全、合理使用

参 考 答 案

1. B	2. C	3. C	4. C	5. D	6. D	7. C	8. A	9. A	10. B
11. C	12. C	13. A	14. D	15. A	16. A	17. B	18. B	19. C	20. A
21. B	22. A	23. C	24. A	25. D	26. C	27. C	28. D	29. A	30. A
31. C	32. D	33. D	34. B	35. B	36. D	37. A	38. B	39. D	40. D
41. B	42. A	43. D	44. C	45. A	46. B	47. A	48. C	49. D	50. A
51. B	52. B	53. A	54. B	55. B	56. B	57. C	58. C	59. A	60. B
61. D	62. B	63. A	64. B	65. C	66. A	67. D	68. C	69. B	70. C
71. A	72. C	73. B	74. A	75. C	76. B	77. C	78. A	79. B	80. D
81. A	82. A	83. C	84. A	85. D	86. C	87. D	88. B	89. D	90. B
91. C	92. D	93. C	94. D	95. C	96. A	97. A	98. B	99. A	100. D
101. C	102. D	103. C	104. B	105. C	106. B	107. B	108. B	109. B	110. A

111. ACD 112. ABCD 113. BCD 114. ACD 115. ABCD
116. ABCD 117. AB 118. ABD 119. ABCD 120. ABD

试卷标识码：

国家执业药师资格考试

药事管理与法规
押题秘卷（二）

考生姓名：_____

准考证号：_____

考　　点：_____

考　场　号：_____

一、A 型题（单句型最佳选择题）

答题说明

以下每一道考题下面有 A、B、C、D 四个备选答案。请从中选择一个最佳答案。

1. 药品零售连锁企业经批准可以销售
   A. 麻醉药品
   B. 第一类精神药品
   C. 疫苗
   D. 第二类精神药品

2. 依据《处方药与非处方药流通管理暂行规定》，关于进入药品流通领域的非处方药，下列说法错误的是
   A. 药品包装上印制醒目的警示语或忠告语
   B. 可以不凭医师处方销售、购买和使用
   C. 药品使用说明书上印制醒目的警示语和忠告语
   D. 药品包装警示语和忠告语为：凭医师处方销售、购买和使用

3. 《药品不良反应报告和监测管理办法》的适用范围是
   A. 乡镇卫生院、药品经营企业、药品检验机构
   B. 药品生产企业、药品经营企业、药物临床前研究基地
   C. 药品批发企业、医疗门诊部、新药研发机构
   D. 医疗机构、药品经营企业、药品生产企业

4. 下列关于《基本医疗保险品目录》的说法，错误的是
   A. 目录新增补工作每年进行一次，各地不得自行补增新药
   B. 目录中的"甲药目录"和"乙药目录"由国家统一制定，各地不得调整
   C. "甲药目录"所包含的药品是临床必需，疗效好，同类药品中价格低的药品
   D. "乙药目录"所包含的药品是可供临床治疗选择，疗效好，同类药品中价格略高的药品

5. 根据《中华人民共和国广告法》，广告可以含有的情形和内容包括
   A. 中华人民共和国国旗、国徽、国歌
   B. 国家级、最高级、最佳等用语
   C. 说明书中适应证或者功能主治的内容
   D. 民族、种族、宗教、性别歧视的内容

6. 用于运输、储藏包装的标签，无需注明的内容是
   A. 药品通用名称、规格
   B. 贮藏、生产日期、产品批号
   C. 有效期、批准文号、生产企业
   D. 功能主治

7. 根据《医疗机构药品监督管理办法（试行）》，以下有关医疗机构药品质量监测的说法，错误的是
   A. 发现的假药、劣药，应当立即停止使用，就地封存并妥善保管
   B. 发现的假药、劣药，应当及时向所在地药品监督管理部门报告
   C. 发现存在安全隐患的药品，应当立即停止使用，并退回药品生产企业或者供货商
   D. 发现存在安全隐患的药品，应当及时向所在地药品监督管理部门报告

8. 根据《医疗机构药事管理规定》，医疗机构药学专业技术人员不得少于本机构卫生专业技术人员的
   A. 15%
   B. 10%
   C. 8%

D. 5%

9. 医疗机构应当严格控制临时采购抗菌药物的品种和数量,同一通用名抗菌药物品种启动临时采购程序原则上每年不得超过
   A. 1 例次
   B. 2 例次
   C. 3 例次
   D. 5 例次

10. 根据《药品经营许可证管理办法》规定,"药品经营许可证"许可事项变更不包括
    A. 企业法定代表人变更
    B. 企业负责人变更
    C. 企业质量负责人的变更
    D. 经营规模变更

11. 《药品生产质量管理法规》对机构与人员严格要求,下列关于关键人员的说法正确的是
    A. 质量管理负责人和生产管理负责人可以兼任
    B. 质量受权人和生产管理负责人可以兼任
    C. 质量管理负责人和质量受权人可以兼任
    D. 质量受权人不可以独立履行职责

12. 药品生产企业被要求执行药品三级召回决定后,需要向所在地省级药品监督管理部门报告的时限是
    A. 72 小时
    B. 48 小时
    C. 36 小时
    D. 24 小时

13. 根据《药品不良反应报告和监测管理办法》,进口药品和国产药品在境外发生的严重药品不良反应,药品生产企业应当自获知之日起几日内报送国家药品不良反应监测中心
    A. 5
    B. 7
    C. 15
    D. 30

14. 根据《药品不良反应报告和监测管理办法》,药品生产企业获知药品群体不良事件后应当立即开展调查,并在几日内完成调查报告
    A. 1
    B. 2
    C. 3
    D. 7

15. 《药品广告审查办法》规定,药品广告的监督管理机关是
    A. 省、自治区、直辖市药品监督管理部门
    B. 县级以上药品监督管理部门
    C. 国家工商行政管理部门
    D. 县级以上工商行政管理部门

16. 《药品广告审查发布标准》规定,药品广告合理用药宣传可以含有的内容是
    A. 引起公众对所处健康状况和所患疾病产生不必要的担忧和恐惧的内容
    B. 以药品作为礼品或者奖品等促销药品内容的
    C. 含有"家庭必备"或者类似内容的
    D. 药品说明书中的内容

17. 开办药品零售企业应遵循的原则是
    A. 合理布局和方便群众购药
    B. 交通方便
    C. 品种齐全
    D. 价格实惠

18. 根据《关于加强中药饮片监督管理的通知》,有关生产中药饮片,说法错误的是
    A. 生产中药饮片必须持有"药品生产许可

证""药品GMP证书"
B. 必须使用符合药用标准的中药材,并尽量选择多种药材产地
C. 必须严格执行国家药品标准和地方中药饮片炮制规范、工艺规程
D. 生产中药饮片必须在符合药品GMP条件下组织

19. 根据《医疗机构制剂注册管理办法(试行)》,可作为医疗机构制剂申报的品种是
   A. 本单位临床需要而市场短缺的口服止咳糖浆
   B. 本单位临床需要而市场没有供应的儿科止咳糖浆
   C. 本单位临床需要而市场没有供应的中药注射剂
   D. 本单位临床需要而市场没有供应的中药、西药组成的复方止咳糖浆

20. 根据中共中央、国务院发布的《深化医药卫生体制改革的意见》规定,以下不属于我国深化医疗卫生体制改革基本原则的是
   A. 坚持以人为本
   B. 坚持立足国际
   C. 坚持公平与效率统一
   D. 坚持统筹兼顾

21. 下列关于医疗保障体系的说法错误的是
   A. 建立以基本医疗保障为主体,其他多种形式补充医疗保险和商业健康保险为补充
   B. 覆盖城乡居民的多层次医疗保障体系
   C. 坚持以非营利性医疗机构为主体,营利性医疗机构为补充的办医原则
   D. 鼓励和引导各类组织和个人发展社会慈善医疗救助

22. 国家中医药管理局的职责不包括
   A. 负责拟定中医药事业发展规划、政策和相关标准
   B. 负责指导中药及民族药的发掘、管理、总结和提高
   C. 负责中药资源普查,促进中药资源的保护、开发和合理利用
   D. 负责监督管理城乡集贸市场的中药材经营

23. 负责国家药品标准的制定和修订的部门是
   A. 国家药典委员会
   B. 药品审批中心
   C. 药品评价中心
   D. 药品认证管理中心

24. 下列哪一项不属于《中华人民共和国药品管理法》的立法宗旨
   A. 加强药品监督管理
   B. 保证药品质量
   C. 保障人体用药安全
   D. 减少药品不良反应

25. 下列不属于法的特征范畴的是
   A. 法是调整社会关系的规范,具有规范性
   B. 法是以国家强制力为最后保证手段的规范体系,具有国家强制性
   C. 宪法是由全国人民代表大会依据特别程序制定的根本大法,具有最高效力
   D. 法在国家权力管辖范围内普遍有效,具有普遍性

26. 依照《药品经营质量管理规范》,不符合药品零售企业药品陈列要求的情形有
   A. 按药品的剂型或用途分类陈列
   B. 药品与非药品分开陈列,内服药与外用药分开陈列
   C. 麻醉药品、一类精神药品和毒性药品置专门的橱窗陈列
   D. 拆零药品集中存放于拆零专柜

27. 收货人员对到货药品应核对与对照
    A. 随货同行单（票）和采购记录
    B. 发票与单位许可证件
    C. 采购记录和产品合格证明
    D. 质量保证协议

28. 供货单位为批发企业的,验收药品的检验报告书应当
    A. 加盖其药品出库专用章原印章
    B. 加盖其质量管理专用章原印章
    C. 加盖其发票专用章原印章
    D. 加盖其公章原印章

29. 根据《中华人民共和国药品管理法》,化学药品购销记录必须注明药品的
    A. 通用名称
    B. 常用名称
    C. 化学名称
    D. 商品名称

30. 储存药品相对湿度应为
    A. 35%～75%
    B. 35%～65%
    C. 30%～75%
    D. 45%～75%

31. 《中药材生产质量管理规范》的适用范围是
    A. 药品生产企业生产中成药的全过程
    B. 药品生产企业生产中药饮片的全过程
    C. 中药材生产企业生产中药材(含植物、动物药)的全过程
    D. 中药材生产企业采集与加工中药材的全过程

32. 负责中药饮片临方炮制工作的,应当是具有几年以上炮制经验的中药学专业技术人员
    A. 1年
    B. 2年

C. 3年
D. 5年

33. 药品类易制毒化学品分为
    A. 吗啡和麻黄素
    B. 麦角酸和麻黄素
    C. 麦角酸和吗啡
    D. 麻黄碱和可待因

34. 《医疗用毒性药品管理办法》规定,生产毒性药品必须严格执行生产工艺操作规程,在本单位药品检验人员的监督下准确投料,并建立完整的生产记录,保存几年备查
    A. 10年
    B. 8年
    C. 6年
    D. 5年

35. 有关含麻黄碱类复方制剂零售管理的说法,错误的是
    A. 药品零售企业不得开架销售含麻黄碱类复方制剂
    B. 药品零售企业应当设置专柜销售,并由专人管理、专册登记
    C. 除处方药按处方剂量销售外,并要求一次销售不得超过5个最小包装
    D. 药品零售企业发现超过正常医疗需求、大量、多次购买含麻黄碱类复方制剂的,应当立即向当地药品监管部门和公安机关报告

36. 药品类易制毒化学品不包括
    A. 麦角酸
    B. 麦角胺
    C. 麦角胺咖啡因片
    D. 麦角新碱

37. 属于兴奋剂目录所列的品种,并且药品零售企业可以经营的是

A. 阿片生物碱类止痛剂
B. 利尿剂
C. 抗肿瘤药物
D. 蛋白同化制剂

38.《麻醉药品、第一类精神药品购用印鉴卡》有效期为
A. 1年
B. 2年
C. 3年
D. 5年

39. 实施备案管理的有
A. 境内第三类医疗器械
B. 境内第二类医疗器械
C. 境内第一类医疗器械
D. 境内所有医疗器械

40. 医疗器械经营许可证的有效期为
A. 3年
B. 4年
C. 5年
D. 6年

二、B型题（标准配伍题）

答题说明

以下提供若干组考题，每组考题共用在考题前列出的A、B、C、D四个备选答案。请从中选择一个与问题关系最密切的答案。某个备选答案可能被选择一次、多次或不被选择。

(41~42题共用备选答案)
A. 药品再评价
B. Ⅳ期临床试验
C. Ⅰ期临床试验
D. 药理毒理研究

41. 属于临床前研究工作，应遵循GLP规范的是
42. 属于上市后研究工作，应遵循GCP规范的是

(43~45题共用备选答案)
A. 具有大学以上学历，且必须是执业药师
B. 具有大专以上学历，且必须是执业药师
C. 无从事销售假药、劣药的情形
D. 有3年以上药品经营质量管理工作经验

《药品经营许可证管理办法》规定
43. 药品批发企业质量管理负责人应
44. 药品批发企业的企业法定代表人、企业负责人应
45. 药品零售企业的企业法定代表人、企业负责人应

(46~48题共用备选答案)
A. 色标管理
B. 专柜存放
C. 定期养护
D. 集中堆放

46. 对麻醉药品应
47. 在库药品均应实行
48. 药品应按批号

(49~51题共用备选答案)
A. 橙色标识
B. 红色标识
C. 绿色标识
D. 黄色标识

根据《药品经营质量管理规范》，人工作业库房储存药品要求
49. 等待出库装运的药品应贴
50. 药品养护人员发现库存药品中有一箱药品，疑似药品包装污染，该药品应贴
51. 质量管理人员发现库存药品中有一箱药品不合格，该药品应贴

(52~54题共用备选答案)
A. 三级医院
B. 二级医院
C. 一级医院
D. 除二级、三级医院以外的其他医疗机构

根据《医疗机构药事管理规定》
52. 需设置药房的是
53. 需设置药剂科的是
54. 需设置药学部的是

(55~57题共用备选答案)
A.【适应证】
B.【药物相互作用】
C.【贮藏】
D.【禁忌】

根据《化学药品和治疗用生物制品说明书规范细则》
55. 欲了解与该药产生相互作用的药品或者药品类别,并说明相互作用的结果及合并用药的注意事项,可查阅
56. 欲了解该药品的用途,预防、治疗、诊断、缓解或者辅助治疗某种疾病或者症状,可查阅
57. 欲了解禁止应用该药品的人群或疾病情况,可查阅

(58~60题共用备选答案)
A. 侵犯商业秘密行为
B. 商业贿赂行为
C. 招标投标中的串通行为
D. 搭售或附加其他不合理条件的行为

《中华人民共和国反不正当竞争法》规定
58. 经营者销售商品,违背购买者的意愿搭售商品或者附加其他不合理的条件属于
59. 投标者和招标者相互勾结,排挤竞争对手的公平竞争属于
60. 违反约定或者违反权利人有关保守商业秘密的要求,披露、使用或者允许他人使用其所掌握的商业秘密属于

(61~63题共用备选答案)
A. 受贿
B. 行贿
C. 商业贿赂
D. 回扣

《关于禁止商业贿赂行为的暂行规定》中规定
61. 在账外暗中给予对方单位或个人回扣的行为是
62. 对方单位或个人在账外暗中收受回扣的行为是
63. 经营者销售商品时,在账外暗中以现金、实物或者其他方式退给对方单位或者个人一定比例的商品价款的行为是

(64~67题共用备选答案)
A. 省级药品不良反应监测机构
B. 省级药品监督管理部门
C. 国家药品不良反应监测中心
D. 国家药品监督管理局

根据《药品不良反应报告和监测管理办法》
64. 每季度对收到的药品不良反应报告进行综合分析,及时报省级药品监督管理部门、卫生行政部门和国家药品不良反应监测中心的是
65. 每季度对收到的严重药品不良反应报告进行综合分析,及时报国家药品监督管理总局和国家卫生健康委员会的是
66. 根据分析评价结果,应当采取措施并通报同级卫生行政部门的是
67. 根据分析评价结果,应当采取措施并通报国家卫生健康委员会的是

(68~69题共用备选答案)
A. 国家药品监督管理局
B. 省级药品监督管理部门
C. 中国食品药品检定研究院
D. 省级药品检验所

68. 基本药物评价性抽验工作的主管部门是
69. 基本药物监督性抽验工作的主管部门是

(70~71题共用备选答案)
A. 国家卫生健康委员会
B. 国家药品监督管理局
C. 国家中医药管理局
D. 国家发展和改革委员会

70. 负责药品研制、生产、流通、使用全过程的监督管理
71. 拟定中医药和民族医药事业发展的规划、政策和相关标准

(72~73题共用备选答案)
A. 30年
B. 7年
C. 20年
D. 10年

72. 中药一级保护品种的最低保护年限是
73. 中药二级保护品种的最低保护年限是

(74~76题共用备选答案)
A. 违宪责任
B. 刑事责任
C. 民事责任
D. 行政责任

74. 药品监督管理部门发现药品经营企业销售假药,吊销"药品经营许可证",属于
75. 药品批发企业在购销活动中履行合同行为不当,承担违约责任,属于
76. 个体医生使用假药造成患者健康受损,被判处有期徒刑和罚款,属于

(77~79题共用备选答案)
A. 国药准字+J+4位年号+4位顺序号
B. 国药准(试)字+4位年号+4位顺序号
C. 国药材进字+4位年号+4位序号
D. 国药准字+Z+4位年号+4位顺序号

77. 《进口中药材批件》的批准文号格式为
78. 中药的批准文号格式为
79. 进口分包装药品批准文号格式为

(80~82题共用备选答案)
A. 麻醉药品专用卡
B. 麻醉药品购用印鉴卡
C. 麻醉药品专用章
D. 麻醉药品进口准许证

80. 使用麻醉药品的单位须有
81. 邮寄麻醉药品时,包裹详情单上须有
82. 进口麻醉药品时,须有

(83~85题共用备选答案)
A. 第一类医疗器械
B. 第二类医疗器械
C. 第三类医疗器械
D. 特殊用途医疗器械

83. 具有较高风险,需要采取特别措施严格控制管理以保证其安全、有效的医疗器械是
84. 风险程度低,实行常规管理可以保证其安全、有效的医疗器械是
85. 具有中度风险,需要严格控制管理以保证其安全、有效的医疗器械是

(86~87题共用备选答案)
A. 国家药品监督管理部门
B. 国家人社部
C. 国家药品监督管理部门和人社部
D. 省级药品监督管理部门

86. 执业药师资格注册管理机构是
87. 执业药师资格考试负责机构是

(88~90题共用备选答案)
A. 再注册申请
B. 仿制药申请
C. 进口药品申请
D. 补充申请

88. 进口药品批准证明文件有效期满后申请人拟继续进口药品需进行
89. 仿制药注册申请批准后增加或者取消原批准事项需进行
90. 境外生产的药品在中国境内上市销售需

进行_____

三、C型题（综合分析选择题）

答题说明

以下提供若干个案例，每个案例下设若干道考题。每一道考题下面有A、B、C、D四个备选答案。请从中选择一个最佳答案。

(91~92题共用题干)

2014年葛兰素史克公司的商业贿赂案震惊全国。葛兰素史克(GSK)为提高销售额、抢占市场份额等，公司销售代表向医生行贿，药价近一成返给医生，行贿款则靠编造虚假会议和餐费单据套现。最终，因为葛兰素史克公司违反中国商业贿赂相关法律而被罚30亿人民币，多位公司高管(包括中国区CEO)被判有期徒刑2~4年。这是迄今为止，中国政府针对公司行贿开出的最大罚单。

91. 商业贿赂行为是指
    A. 经营者为销售商品而采用财物或者其他手段贿赂对方单位的行为
    B. 经营者为销售商品而采用财物或者其他手段贿赂对方单位或者个人的行为
    C. 经营者为销售或者购买商品而采用财物或者其他手段贿赂对方单位的行为
    D. 经营者为销售或者购买商品而采用财物或者其他手段贿赂对方单位或者个人的行为

92. 根据《关于禁止商业贿赂行为的暂行规定》，以下行为不属于商业贿赂行为的是
    A. 经营者销售商品时，安排对方负责人出国旅游，并以宣传费入账
    B. 经营者销售商品时，送给对方一台电脑，以广告费入账
    C. 经营者销售商品时，将广告小礼品送给对方
    D. 经营者销售商品时，给对方10%折扣，但未如实入账

(93~95题共用题干)

经某药品经营企业同意，李某利用该公司的证照和委托书在某市筹建办事处，至案发时半年内，李某在未办理任何合法手续的情况下，于同年5月初私自挂牌开业，并以该公司的名义开展药品销售业务。根据查获的发票显示，已售出"A注射液"980瓶，案发现场存有"A注射液"1200瓶，价值10800元。另外，李某还私自购进非该公司生产的"A注射液"200瓶用于销售。

93. 提供虚假的证明、文件资料样品取得"药品经营许可证"的
    A. 处违法所得1倍以上3倍以下的罚款
    B. 处违法所得1倍以上5倍以下的罚款
    C. 处1万元以上3万元以下的罚款
    D. 处2万元以上10万元以下的罚款

94. 买卖、出租、出借"药品生产许可证"，没有违法所得的
    A. 处违法所得1倍以上3倍以下的罚款
    B. 处违法所得1倍以上5倍以下的罚款
    C. 处1万元以上3万元以下的罚款
    D. 处2万元以上10万元以下的罚款

95. 买卖药品批准证明文件，有违法所得的
    A. 处违法所得1倍以上3倍以下的罚款
    B. 处违法所得1倍以上5倍以下的罚款
    C. 处1万元以上3万元以下的罚款
    D. 处2万元以上10万元以下的罚款

(96~97题共用题干)

某市药品监督管理部门在日常的监督检查中，发现某药品生产企业擅自将库存老批号中药降糖药重新加工成新批号产品出厂销售，货值10万元。截止到案发，尚未发现对消费者造

成危害。

96. 该中药降糖药
   A. 为劣药
   B. 为假药
   C. 按劣药论处
   D. 按假药论处

97. 药监部门对该药品生产企业可以做出的处罚不包括
   A. 没收剩余的中药降糖药
   B. 没收该药品生产企业的违法所得
   C. 处罚20万元
   D. 吊销该药品生产企业"药品生产许可证"

(98~100题共用题干)
某药品批发企业拟在所在地省、自治区、直辖市从事麻醉药品和第一类精神药品批发业务。

98. 该药品批发企业应具备的条件不包括
   A. 有符合规定的麻醉药品和精神药品储存条件
   B. 有通过网络实施企业安全管理和向药品监督管理部门报告经营信息的能力
   C. 单位及其工作人员3年内没有违反有关禁毒的法律、行政法规规定的行为
   D. 具有保证麻醉药品和第一类精神药品安全经营的管理制度

99. 该药品批发企业应当经过哪个部门的批准,才能在本省行政区域内向医疗机构销售麻醉药品和第一类精神药品
   A. 国家药品监督管理部门
   B. 所在地省级药品监督管理部门
   C. 所在地设区的市级药品监督管理部门
   D. 所在地县级药品监督管理部门

100. 该药品批发企业成为区域性批发企业后,可以从全国性批发企业购进麻醉药品和第一类精神药品,如果直接从定点生产企业购进麻醉药品和第一类精神药品制剂,须经哪个部门批准
   A. 国家药品监督管理部门
   B. 所在地省级药品监督管理部门
   C. 所在地设区的市级药品监督管理部门
   D. 所在地县级药品监督管理部门

(101~105题共用题干)
小王获得药学专业大专学历以后一直从事药学专业相关的工作,却一直没有考取过执业药师资格证。小王和同事们纷纷准备报名参加执业药师资格考试,小王顺利通过了考试,但小王的很多同事却被告知不符合报名条件。

101. 小王的朋友中以下哪种经历可以参加执业药师资格考试
   A. 医学专业中专毕业后,从事药学工作满五年
   B. 中药学专业大专毕业后,从事药学工作满三年
   C. 化学专业本科毕业后,从事药学工作满三年
   D. 刚刚获得药学专业硕士学历

102. 执业药师资格注册机构是
   A. 国家卫生健康委员会
   B. 省以上药品监督管理局
   C. 省、自治区、直辖市药品监督管理局
   D. 国家药品监督管理局

103. 作为一个执业药师,小王如果要到外省执业,在重新申请注册前应办理
   A. 不予注册
   B. 首次注册
   C. 再次注册
   D. 变更注册

104. 小王的同事因为不符合报考条件,想要伪造一个《执业药师资格证书》,小王劝其放弃并简单讲述了发证机构对于这种行为的处理方式,但小王描述不当的是
   A. 送交有关部门追究法律责任
   B. 注销注册
   C. 由司法机关依法追究其刑事责任
   D. 并对直接责任者根据有关规定给予行政处分

105. 作为一个药学工作人员,小王应当遵守的对社会的职业道德规范是
    A. 尊重同仁、密切协作
    B. 持公益原则、维护人类健康
    C. 严谨治学、理明术精
    D. 济世为怀、清廉正派

(106～108题共用题干)

陈某长年从事药品销售,熟悉药品市场,2013年11月,他委托某制药企业代其生产茵栀黄注射液共计2000件,该企业的"药品生产许可证"核发时间为2008年10月。

106. 对陈某委托制药企业代其生产行为的认定,正确的是
    A. 陈某熟悉市场,在保证产品质量的前提下可以委托他人代其加工药品
    B. 我国规定委托方与受托方均应是合法企业方可委托生产药品,陈某是个人,无权委托合法的制药企业代其生产药品
    C. 陈某可以委托企业生产少量的产品
    D. 陈某一次委托的药品数量过大(2000件),其质量难以保证

107. 制药企业委托生产茵栀黄注射液行为的认定,正确的是
    A. 茵栀黄注射液不属于特殊管理的药品,可以委托生产
    B. 由于中药质量难以控制,我国不允许委托生产中药
    C. 只要茵栀黄注射液是已有批准文号的药品即可委托生产
    D. 茵栀黄注射液属于中药注射剂,不得委托生产

108. 该制药企业"药品生产许可证"有效期的认定,正确的是
    A. "药品生产许可证"有效期5年,该企业"许可证"于2013年10月到期
    B. "药品生产许可证"有效期3年,该企业"许可证"于2011年10月到期
    C. "药品生产许可证"有效期5年,该企业"许可证"于2013年9月底到期
    D. "药品生产许可证"有效期3年,该企业"许可证"于2011年9月底到期

(109～110题共用题干)

某药品零售企业(单体门店)具有与经营药品相适应的营业场所、设施设备和卫生环境,建有企业门户网站。为拓展业务,向所在地省级药品监督管理部门申请办理向个人消费者提供互联网药品交易机构资格证书。该药品监督管理部门收到材料,进行形式审查后,告知其不予受理。

109. 从上述信息分析,药品监督管理部门不予受理的主要原因是
    A. 向个人消费者提供互联网药品交易服务的申请者首先必须是零售连锁企业,企业不是药品零售连锁企业
    B. 向个人消费者提供互联网药品交易服务的申请者首先必须是医疗机构,但该企业不是医疗机构
    C. 向个人消费者提供互联网药品交易服务的申请者首先必须是药品批发企业,但该企业不是药品批发企业
    D. 向个人消费者提供互联网药品交易服务的申请者首先必须是药品生产企业,但该企业不是药品生产企业

110. 根据上述材料,企业已经具备主体资格,现欲从事向个人消费者提供互联网药品交易服务,该企业应具备的条件,错误的是
    A. 应具备药学或者相关专业本科学历的专职人员负责网上实时咨询
    B. 应具备健全的网络交易与安全保障措施以及完整的管理制度
    C. 应具备完整保存交易记录的能力、设施和设备
    D. 应具备网上咨询、网上查询、生成订单、电子合同等基本交易服务功能

四、X 型题（多项选择题）

答题说明

以下每一道考题下面有 A、B、C、D 四个备选答案。请从中选择二个或二个以上的正确答案。

111. 根据《处方管理办法》，可以从事调剂工作的人员包括
    A. 主管护师
    B. 药师
    C. 副主任药师
    D. 主管药师

112. 《中华人民共和国药品管理法》规定，按劣药论处的是
    A. 国家药品监督管理部门规定禁止使用的
    B. 超过有效期的
    C. 不注明或者更改生产批号的
    D. 变质、被污染的

113. 《处方管理办法》规定，处方书写时应当做到
    A. 字迹清楚，绝对不允许修改
    B. 中药饮片应当单独开具处方
    C. 每张处方限一名患者的用药
    D. 患者一般情况、临床诊断填写清晰、完整

114. 根据《药品召回管理办法》，药品使用单位发现其使用的药品存在安全隐患的
    A. 应当立即停止销售或者使用该药品
    B. 应当通知药品生产企业或者供货商
    C. 应当立即退给药品生产企业或者供货商
    D. 应当协助药品生产企业控制和收回存在安全隐患的药品

115. 药品说明书中关于不良反应的列法，应
    A. 实事求是地详细列出
    B. 按不良反应的严重程度列出
    C. 按发生的频率列出
    D. 按症状的系统性列出

116. 下列可不予行政处罚的行为有
    A. 已满十四周岁不满十八周岁的人有违法行为的
    B. 违法行为在二年内未被发现的（除法律另有规定外）
    C. 精神病人在不能辨认或者控制自己行为时有违法行为的
    D. 如违法行为轻微并及时纠正，没有造成危害后果的

117. 在调配处方过程中的道德规范包括
    A. 审方仔细认真，调配准确无误
    B. 配药后配药人与审核人认真核对签字
    C. 发药时，耐心向患者讲清服用方法与注意事项
    D. 尽量帮患者选择质优价廉的药品

118. 以下为含特殊药品复方制剂的是
    A. 含可待因的复方口服液体制剂
    B. 复方地芬诺酯片
    C. 复方甘草片
    D. 含麻黄碱类的复方制剂

119. 根据《药品经营质量管理规范实施细则》，药品零售企业的营业店堂应做到
    A. 陈列药品的类别标签应放置准确、字迹清晰
    B. 对顾客反映的问题，请坐堂医生解决
    C. 陈列药品的货柜及橱窗应保持清洁和卫生

D.明示服务公约,公布监督电话,设置顾客意见簿

120.根据《药品不良反应报告和监测管理办法》,下列情形属于药品严重不良反应的有

A.因服用药品导致死亡

B.长期服用药品导致慢性中毒

C.因服用药品致癌、致畸、致出生缺陷

D.因服用药品导致住院或住院时间延长

参 考 答 案

1. D	2. D	3. D	4. B	5. C	6. D	7. C	8. C	9. D	10. D
11. C	12. A	13. D	14. D	15. D	16. D	17. A	18. B	19. B	20. B
21. C	22. D	23. A	24. D	25. C	26. C	27. A	28. B	29. A	30. A
31. C	32. C	33. B	34. D	35. C	36. C	37. B	38. C	39. C	40. C
41. D	42. B	43. A	44. C	45. C	46. B	47. A	48. D	49. C	50. D
51. B	52. D	53. B	54. A	55. B	56. A	57. D	58. D	59. C	60. A
61. B	62. A	63. D	64. A	65. C	66. B	67. D	68. A	69. B	70. B
71. C	72. D	73. B	74. D	75. C	76. B	77. C	78. D	79. A	80. B
81. C	82. D	83. C	84. A	85. B	86. A	87. C	88. A	89. D	90. C
91. D	92. C	93. C	94. D	95. A	96. C	97. D	98. C	99. B	100. B
101. C	102. C	103. D	104. C	105. B	106. B	107. D	108. A	109. A	110. A
111. BCD		112. BC		113. BCD		114. ABD		115. ABCD	
116. BCD		117. ABC		118. ABCD		119. ACD		120. ABCD	

试卷标识码：

国家执业药师资格考试

药事管理与法规
押题秘卷（三）

考生姓名：_____

准考证号：_____

考　　点：_____

考　场　号：_____

一、A型题（单句型最佳选择题）

答题说明

以下每一道考题下面有 A、B、C、D 四个备选答案。请从中选择一个最佳答案。

1. 有关执业药师管理的说法,错误的是
   A. 执业药师注册证的有效期为5年
   B. 执业药师再次注册,除须符合注册条件外,还须有参加继续教育的证明
   C. 注册有效期满前3个月,持证者须到注册机构办理再次注册手续
   D. 执业药师变更执业地区、执业范围应及时办理变更注册手续

2. 《药物非临床研究质量管理规范》的适用范围是
   A. 为申请药品注册而进行的临床前研究
   B. 为申请药品注册而进行的非临床研究
   C. 各期临床试验
   D. 人体生物利用度试验

3. 医疗器械生产经营企业、使用单位发现或者知悉医疗器械导致死亡的事件,应当在几个工作日向所在地省级医疗器械不良事件监测技术机构报告
   A. 5
   B. 3
   C. 15
   D. 立即

4. 药品批发企业质量管理部门负责人应具备
   A. 大学本科以上学历、执业药师资格和3年以上药品经营质量管理工作经历
   B. 执业药师资格和3年以上药品经营质量管理工作经历
   C. 大学专科以上学历或者中级以上专业技术职称
   D. 药学或者医学等专业本科以上学历及中级以上专业技术职称

5. 有关药品监督管理机构说法错误的是
   A. 国家药品监督管理局负责药品监管部门自身的监督管理
   B. 省级以下药品监督管理机构由地方政府分级管理
   C. 药品监督管理机构省级以下业务接受上级主管部门的组织指导和监督
   D. 药品监督管理机构省级以下业务接受上级卫生部门的组织指导和监督

6. 行政处罚的简易程序不包括
   A. 执法人员向当事人出示执法身份证件
   B. 确认违法事实,说明处罚理由和依据
   C. 制作行政处罚决定书
   D. 交付行政处罚金

7. 根据《麻醉药品和精神药品管理条例》,麻醉药品和精神药品的标签应当
   A. 印有国家药品监督管理部门规定的标志
   B. 印有省、市、自治区药品监督管理部门规定的标志
   C. 印有国务院卫生行政部门规定的标志
   D. 印有省、市、自治区卫生行政部门规定的标志

8. 根据《抗菌药物临床应用管理办法》,医疗机构同一通用名称抗菌药物品种,注射剂型和口服剂型各不得超过
   A. 2种,4种
   B. 2种,3种
   C. 2种,2种
   D. 3种,3种

9. 关于处方的管理规定,下列说法错误的是

A. 处方格式由国务院卫生行政部门统一制定
B. 处方由医疗机构按照规定的标准和格式印制
C. 处方中不得使用"遵医嘱""自用"等字句
D. 西药和中成药可以分别开具处方,也可以开具一张处方

10. 根据《药品管理法》规定,以下不属于药品安全法律责任特征的是
A. 以存在违法行为为前提
B. 有法律明文规定
C. 有国家强制力保证执行
D. 由公安部追究

11. 下列关于法律渊源的说法错误的是
A. 自治区自治条例和单行条例经本自治区人民代表大会常务委员会批准后生效
B. 法律系指全国人大及其常委会制定的规范性文件,由国家主席签署主席令公布
C. 行政法规是指作为国家最高行政机关的国务院根据宪法和法律所制定的规范性文件
D. 宪法是由全国人民代表大会依据特别程序制定的根本大法,具有最高效力,由全国人大常委会监督实施,并由全国人大常委会负责解释

12. 《药品经营质量管理规范实施细则》规定,药品零售连锁门店的相关人员及营业员,进行健康检查的周期是
A. 每季
B. 每半年
C. 每年
D. 每2年

13. 下列关于药品召回的组织实施,不正确的是
A. 药品生产企业对收集的信息进行分析,对可能存在安全隐患的药品进行调查评估,决定是否予以召回
B. 药品生产企业在启动药品召回后,应当将调查评估报告和召回计划提交所在地省级药品监督管理部门备案
C. 药品生产企业在实施召回的过程中,应定期向所在地省级药品监督管理部门报告进展情况
D. 药品生产企业对召回药品可自行处理或销毁,但应当有详细的记录

14. 当事人对药品检验机构的检验结果有异议、申请复验的,应当向负责复验的药品检验机构提交
A. 书面申请
B. 原药品检验报告书
C. 复验的样品和原药品检验报告书
D. 书面申请和原检验报告书

15. 下列不属于假药的是
A. 药品所含成分的含量与国家药品标准规定不符的
B. 以非药品冒充药品或者以他种药品冒充此种药品的
C. 变质的
D. 使用必须取得批准文号而未取得批准文号的原料药生产的

16. 药品标识不符合《药品管理法》规定且情节严重的,应
A. 吊销"药品经营许可证"
B. 停产停业整顿
C. 没收违法所得
D. 撤销该药品的批准证明文件

17. 根据《医疗器械监督管理条例》,将医疗器械分为第一类、第二类、第三类的依据是
A. 有效程度由高到低
B. 风险程度由低到高

C. 有效程度由低到高
D. 风险程度由高到低

18. 从轻或者减轻行政处罚的情形不包括
    A. 已满十四周岁不满十八周岁的人有违法行为的
    B. 受他人胁迫有违法行为的
    C. 当事人经济困难的
    D. 当事人主动消除或者减轻违法行为危害后果的

19. 下列属于销售劣药的是
    A. 合成、精制、提取、储存、加工炮制药品原料
    B. 将药品原料、辅料、包装材料制成成品过程中，进行配料、混合、制剂、储存、包装
    C. 印制包装材料、标签、说明书
    D. 明知是劣药而为出售而购买、储存

20. 根据《麻醉药品和精神药品管理条例》的规定，含可待因的复方口服液体制剂（包括口服溶液剂、糖浆剂）列入
    A. 麻醉药品管理
    B. 第一类精神药品管理
    C. 第二类精神药品管理
    D. 药品类易制毒化学品管理

21. 以下不属于第一类精神药品的是
    A. 三唑仑
    B. 氯胺酮
    C. 马吲哚
    D. 异戊巴比妥

22. 取得《麻醉药品、第一类精神药品购用印鉴卡》的必备条件不包括
    A. 有与使用麻醉药品和第一类精神药品相关的诊疗科目
    B. 有麻醉药品和第一类精神药品处方资格的执业医师

    C. 具有经过麻醉药品和第一类精神药品培训的、专职从事麻醉药品和第一类精神药品管理的药学专业技术人员
    D. 有执业药师审核、调剂麻醉药品和第一类精神药品处方

23. 在疫苗的配送中，区域配送是指
    A. 疫苗从疫苗生产企业运输至区域仓储的运输过程
    B. 疫苗从疫苗生产企业直接运输至县级疾病预防控制机构
    C. 疫苗从疫苗生产企业配送至县级疾病预防控制机构的过程中，发生的冷链储存活动
    D. 疫苗从区域仓储直接配送至县级疾病预防控制机构的过程

24. 《执业药师资格制度暂行规定》规定，申请执业药师注册的条件不包括
    A. 取得《执业药师资格证书》
    B. 遵纪守法，遵守药师执业道德
    C. 从事药品调剂工作
    D. 身体健康，能坚持在执业药师岗位工作

25. 《执业药师资格制度暂行规定》规定，执业药师注销注册的情形不包括
    A. 死亡或被宣告失踪的
    B. 受刑事处罚的
    C. 受开除行政处分的
    D. 被执业单位开除的

26. 全民公平获得基本药物的重要保障是
    A. 基本药物医保报销政策
    B. 建立严格的诚信记录
    C. 市场清退制度
    D. 基本药物采购信息公开制度

27. 依据《麻醉药品、第一类精神药品购用印鉴卡管理规定》，医疗机构需要使用麻醉药品

和第一类精神药品,应凭《麻醉药品、第一类精神药品购用印鉴卡》向

A. 所在省、自治区、直辖市范围内的定点生产企业购买
B. 所在省、自治区、直辖市范围内的定点批发企业购买
C. 所在地市范围内的定点生产企业购买
D. 所在地市范围内的定点批发企业购买

28. 以下有关药品商品名称规定的表述,正确的是
    A. 未经国家药品监督管理局批准作为商品名称使用的注册商标,不准印刷在包装标签上
    B. 药品商品名称的字体以单字面积计不得大于通用名称所用字体的四分之一
    C. 药品通用名称的字体和颜色不得比药品商品名称更突出和显著
    D. 药品商品名称不得与通用名称同行书写

29. 中药说明书中所列的【主要成分】系指处方中所含的
    A. 有效部位
    B. 主要药味
    C. 有效成分
    D. 主要药味、有效部位或有效成分

30. 根据《医疗机构药品监督管理办法(试行)》,有关药品采购,说法错误的是
    A. 医疗机构使用的药品应当按照规定由专门部门统一采购
    B. 医疗机构购进药品时应当索取、留存供货单位的合法票据,并建立购进记录
    C. 医疗机构其他科室和医务人员自行采购药品的,药品监管部门予以处罚
    D. 医疗机构其他科室和医务人员自行采购药品,确认为假劣药品的,按照销售假劣药品予以处罚

31. 根据《医疗机构药品监督管理办法(试行)》,有关医疗机构药品储存养护,说法错误的是
    A. 应当实行色标管理
    B. 采购药品与医疗机构制剂分开存放
    C. 中药饮片、中成药、化学药品分别储存、分类存放
    D. 过期、变质、被污染等药品应当放置在不合格库(区)

32. 《处方管理办法(试行)》规定,处方由各医疗机构按规定的格式统一印制,急诊处方印制用纸应为
    A. 淡蓝色
    B. 淡红色
    C. 淡黄色
    D. 淡绿色

33. 《药品流通监督管理办法》规定,药品生产企业、药品批发企业销售药品时,应当提供的资料不包括
    A. 加盖本企业原印章的"药品生产许可证"或"药品经营许可证"的复印件
    B. 加盖本企业原印章的所销售药品的批准证明文件复印件
    C. 加盖本企业原印章的营业执照的复印件
    D. 加盖本企业原印章的广告批准证明文件的复印件

34. 符合申请中药二级保护品种的条件是
    A. 对特定疾病有特殊疗效的
    B. 对特定疾病有显著疗效的
    C. 用于预防特殊疾病的
    D. 用于治疗特殊疾病的

35. 包装不符合规定的中药饮片,生产企业
    A. 必须没收
    B. 必须销毁
    C. 不得销售

D. 不得使用

36. 负责全国麻醉药品和精神药品监督管理工作的部门是
   A. 国家药品监督管理部门
   B. 国务院市场监督管理部门
   C. 国务院卫生行政管理部门
   D. 省级药品监督管理部门

37. 根据《药品经营许可证管理办法》,由原发证机关注销"药品经营许可证"的情形不包括
   A. "药品经营许可证"被依法收回的
   B. "药品经营许可证"被依法宣布无效的
   C. "药品经营许可证"有效期满未换证的
   D. 药品经营企业未通过《药品经营质量管理规范》认证的

38. 跨地域的药品连锁经营企业的"药品经营企业许可证"颁发单位是
   A. 国家药品监督管理局
   B. 国家工商管理局
   C. 国际技术监督管理局
   D. 该企业所在的省级药品监督管理局

39. 依照《疫苗流通和预防接种管理条例》规定,以下说法正确的是
   A. 药品批发企业经市级药品监督管理部门批准,在其"药品经营许可证"上加注经营疫苗的业务后,可以经营疫苗
   B. 药品零售连锁企业经省级药品监督管理部门批准,在其"药品经营许可证"上加注经营疫苗的业务后,可以经营疫苗
   C. 药品批发企业经国家药品监督管理部门批准,在其"药品经营许可证"上加注经营疫苗的业务后,可以经营疫苗
   D. 药品批发企业经省级药品监督管理部门批准,在其"药品经营许可证"上加注经营疫苗的业务后,可以经营疫苗

40. 根据《处方管理办法》,处方前记应该标明的是
   A. 药品金额
   B. 临床诊断
   C. 药品名称
   D. 药品性状

二、B型题（标准配伍题）

答题说明

以下提供若干组考题,每组考题共用在考题前列出的A、B、C、D四个备选答案。请从中选择一个与问题关系最密切的答案。某个备选答案可能被选择一次、多次或不被选择。

（41~43题共用备选答案）
   A. 药品不良反应
   B. 严重药品不良反应
   C. 药品群体不良事件
   D. 药品不良反应报告和监测

根据《药品不良反应报告和监测管理办法》

41. 合格药品在正常用法用量下出现的与用药目的无关的有害反应称为

42. 同一药品在使用过程中,在相对集中的时间、区域内,对一定数量人群的身体健康或者生命安全造成损害或者威胁,需要予以紧急处置的事件称为

43. 药品不良反应的发现、报告、评价和控制的过程称为

（44~45题共用备选答案）
   A. 1次用量
   B. 1日用量
   C. 3日用量
   D. 5日用量

根据《处方管理办法》
44. 对门诊患者开具的麻醉药品、第一类精神药品注射剂处方一般不得超过
45. 对门诊患者开具的麻醉药品、第一类精神药品除注射剂和控缓释剂以外的剂型,处方不得超过

(46~48题共用备选答案)
A. 1次常用量
B. 3日常用量
C. 5日常用量
D. 7日常用量

根据《处方管理办法》
46. 盐酸二氢埃托啡片的处方最大用量为
47. 含可待因复方口服液体制剂的处方最大用量为
48. 芬太尼注射剂的处方最大用量为

(49~50题共用备选答案)
A. 出现过敏反应
B. 出现药品不良反应
C. 药品受污染
D. 药品成分的含量不符合国家规定的

《中华人民共和国药品管理法》规定
49. 按假药论处的情形是
50. 按劣药论处的情形是

(51~54题共用备选答案)
A. 7日
B. 15日
C. 30日
D. 6个月

根据《中华人民共和国药品管理法实施条例》
51. "药品经营许可证"有效期届满,需要继续经营药品的,持证企业申请换发新证的时间应在届满前
52. "药品经营许可证"的许可事项发生变更的,提出变更登记申请期限为
53. "医疗机构制剂许可证"的许可事项发生变更的,提出变更登记申请期限为
54. "医疗机构制剂许可证"有效期届满,需要继续配制制剂的,提出申请换发新证的期限应在期满前

(55~57题共用备选答案)
A. 新药申请
B. 仿制药申请
C. 进口药品申请
D. 补充申请

《药品注册管理办法》规定
55. 生产国家药品监督管理部门已批准上市的已有国家标准的药品的注册申请属于
56. 新药申请经批准后,改变原批准事项或者内容的注册申请属于
57. 进口药品申请经批准后,增加原批准事项或者内容的注册申请属于

(58~60题共用备选答案)
A. 确认为假药
B. 确认为劣药
C. 按假药论处
D. 按劣药论处

根据《中华人民共和国药品管理法》
58. 某医疗机构使用的利巴韦林注射液澄明度不符合规定,该药品应
59. 某药厂生产的诺氟沙星胶囊所用原料未取得批准文号,该药品应
60. 某药店销售的阿司匹林片的主药含量超过国家标准规定,该药品应

(61~63题共用备选答案)
A.【注意事项】
B.【禁忌】
C.【药物过量】
D.【有效期】

依照国家对药品标签、说明书的规定
61. 禁止应用该药品的人群或疾病情况应列在
62. 使用该药过程中必须注意的问题应列在

63. 服药期间需要慎用的情况应列在

(64~66题共用备选答案)
A. 国家药品监督管理部门
B. 国务院卫生行政管理部门
C. 国务院人力资源和社会保障部门
D. 省、自治区、直辖市人民政府药品监督管理部门

《中华人民共和国药品管理法》规定

64. 批准并发给"医疗机构制剂许可证"的部门是
65. 批准开办药品批发企业并发给"药品经营许可证"的部门是
66. 制定医疗保险定点医疗机构常用药品价格公布办法的部门是

(67~68题共用备选答案)
A. 责令限期改正,并处3万元以下罚款
B. 责令召回药品,并处应召回药品货值金额3倍罚款
C. 责令改正,可以并处2万元以下罚款
D. 予以警告,责令限期改正;逾期未改正的,处2万元以下罚款

67. 变更召回计划,未报药品监督管理部门备案的
68. 发现药品存在安全隐患而不主动召回药品的

(69~70题共用备选答案)
A. 侵犯商业秘密行为
B. 商业贿赂行为
C. 虚假宣传行为
D. 诋毁商誉行为

《中华人民共和国反不正当竞争法》规定

69. 药品经营者捏造、散布竞争对手的不利信息属于
70. 药品经营者利用广告声称药品包治百病属于

(71~72题共用备选答案)
A. 国家药品监督管理部门
B. 设区的市级卫生行政部门
C. 省级药品监督管理部门
D. 省级卫生主管部门

依据《麻醉药品、第一类精神药品购用印鉴卡管理规定》

71. 印鉴卡的批准发放部门是
72. 印鉴卡变更事项的受理部门是

(73~74题共用备选答案)
A. 可以在全国范围内自由销售麻醉药品和第一类精神药品
B. 可以在本省内自由销售麻醉药品和第一类精神药品
C. 可以向区域性批发企业,或者经批准可以向取得麻醉药品和第一类精神药品使用资格的医疗机构以及经批准的其他单位销售麻醉药品和第一类精神药品
D. 可以向本省内取得麻醉药品和第一类精神药品使用资格的医疗机构销售麻醉药品和第一类精神药品

73. 区域性麻醉药品和第一类精神药品批发企业
74. 全国性麻醉药品和第一类精神药品批发企业

(75~76题共用备选答案)
A. 必须符合《中华人民共和国药典》的要求
B. 必须符合省、自治区、直辖市药品监督管理部门制定的《炮制规范》的要求
C. 必须符合《中华人民共和国药典》或者省、自治区、直辖市药品监督管理部门制定的《炮制规范》的要求
D. 一次有效,取药后处方保存2年备查

《医疗用毒性药品管理办法》规定
75. 凡加工炮制毒性中药

76. 含有毒性中药饮片的处方

(77~78题共用备选答案)
A. 每5日
B. 3日内
C. 每3日
D. 7日内

77. 二级召回应在几日内,将调查评估报告和召回计划提交给所在地省级药品监督管理部门备案

78. 二级召回应每几日向所在地省级药品监督管理部门报告药品召回进展情况

(79~81题共用备选答案)
A. 羚羊角
B. 甘草
C. 龙胆
D. 洋金花

依据《野生药材资源保护管理条例》的规定

79. 属于国家一级保护野生药材物种的是
80. 属于国家二级保护野生药材物种的是
81. 属于国家三级保护野生药材物种的是

(82~83题共用备选答案)
A. 主要目标细菌耐药率超过20%的抗菌药物
B. 主要目标细菌耐药率超过30%的抗菌药物
C. 主要目标细菌耐药率超过40%的抗菌药物
D. 主要目标细菌耐药率超过50%的抗菌药物

根据《抗菌药物临床应用管理办法》

82. 应当及时将预警信息通报本机构医务人员的是
83. 应当参照药敏试验结果选用的是

(84~85题共用备选答案)
A. 没收违法所得,并处违法生产、销售药品货值金额2倍以上5倍以下的罚款
B. 没收违法所得,并处违法生产、销售药品货值金额1倍以上3倍以下的罚款
C. 国家或省、自治区、直辖市人民政府的药品监督管理部门可以采取停止生产、销售、使用等紧急控制措施
D. 药品监督管理部门可以采取查封、扣押等行政强制措施

84. 当发现有证据证明可能危害人体健康的药品及其相关材料时
85. 对已确认发生严重不良反应的药品

(86~88题共用备选答案)
A. 3日用量
B. 15日用量
C. 1次常用量
D. 7日常用量

86. 为急诊患者开具处方,一般每张处方限量为
87. 为门(急)诊癌症疼痛患者开具麻醉药品控缓释制剂,每张处方限量为
88. 为住院患者开具二氢埃托啡,每张处方限量为

(89~90题共用备选答案)
A. 评价抽验
B. 指定检验
C. 注册检验
D. 监督抽验

89. 药品监督管理部门在监督检查中,对可疑药品进行的有针对性的抽验属于
90. 每批生物制品出厂上市前,进行的强制性检验属于

三、C型题（综合分析选择题）

答题说明

以下提供若干个案例，每个案例下设若干个考题。每一道考题下面有A、B、C、D四个备选答案。请从中选择一个最佳答案。

(91~94题共用题干)

医药市场营销体制是国家医药政策的一种反映。随着药物种类的日益增长，每年都有相当数量的新药进入医药市场，加之加入WTO以后更多国外药品的进入，医药营销中的诸多矛盾日益突显。越来越多博人眼球的药品广告占据电视屏幕，这也导致了很多虚假广告的出现，名人代言、夸大疗效，用华丽的广告语误导消费者。如果想要发布一个对消费者负责的广告，需要经历很多严格程序。

91. 发布药品广告必须经
   A. 企业所在地省级卫生行政部门审批，并发给药品广告批准文号
   B. 企业所在地省级药品监督管理部门批准，并发给药品广告批准文号
   C. 广告发布地省级工商行政管理部门审批，并发给药品广告批准文号
   D. 广告发布地省级卫生行政部门审批，并发给药品广告批准文号

92. 药品广告的内容必须以
   A. 国家药品监督管理部门批准的说明书为准
   B. 国家药品标准的内容为准
   C. 国家药品监督管理部门发布的统一的说明书范本为准
   D. 企业自行确定的内容为准

93. 根据《中华人民共和国药品管理法实施条例》，下列关于药品广告发布审批的说法错误的是
   A. 发布药品广告，应当向药品生产企业所在地省、自治区、直辖市人民政府药品监督管理部门报送有关材料
   B. 省、自治区、直辖市人民政府药品监督管理部门应当自收到有关材料之日起10个工作日内作出是否核发药品广告批准文号的决定
   C. 核发药品广告批准文号的，应当同时报国家药品监督管理部门备案，具体办法由国家药品监督管理部门制定
   D. 发布进口药品广告，应当向进口药品代理机构所在地省、自治区、直辖市人民政府药品监督管理部门申请药品广告批准文号备案

94. 负责药品广告监管与处罚的部门是
   A. 国家药品监督管理局
   B. 国家卫生健康委员会
   C. 人力资源和社会保障部
   D. 工商行政管理部门

(95~97题共用题干)

王先生在市中心的街上经营着一家药店A，生意一直不错。不料街上又新开了一家药店B，而且打着"新店开张，消费送礼品"的旗号，王先生的药店受到了很大的影响，销售量急剧下降。王先生情急之下，想举行"买一送一"的活动，将常用的药捆绑销售，以提高销售量，但是店员却坚持王先生的这个想法是违反相关规定的，这个活动不能做。

95. 店员认为王先生设想的"买一送一"活动是违背购买者的意愿搭售商品或者附加其他不合理的条件，这种行为属于
   A. 侵犯商业秘密行为
   B. 商业贿赂行为
   C. 招标投标中的串通行为
   D. 搭售或附加其他不合理条件的行为

96. 如果王先生向来店购药的顾客散布对面药店销售假药的信息，这种行为属于
   A. 侵犯商业秘密行为

B. 商业贿赂行为
C. 虚假宣传行为
D. 诋毁商誉行为

97. 王先生作为经营者,与消费者进行交易时应当遵循的原则不包括
   A. 自愿
   B. 平等
   C. 公平
   D. 友好协商

(98~102题共用题干)
陈女士是某药店的执业药师。一天家住附近的黄奶奶来买黄杨宁片,陈女士向黄奶奶索取处方,黄奶奶没有,陈女士按药监部门规定拒绝销售处方药,结果黄奶奶非常不理解,在药店内与陈女士理论。陈女士记得黄奶奶上个月来买药时提供过处方,为了不影响药店的经营,最后还是把药卖给了黄奶奶。这一幕恰巧被药监部门执法人员发现,药监部门向药店下达了《责令改正通知书》。

98. 根据《处方管理办法》规定,医疗机构不得限制门诊就诊人员持处方到药品零售药店购买
   A. 麻醉药品
   B. 医疗用毒性药品
   C. 精神药品
   D. 进口药品

99. 《处方管理办法》规定,保存期满的处方销毁须
   A. 经医疗机构主要负责人批准、登记备案
   B. 经县以上卫生行政部门批准、登记备案
   C. 经县以上药品监督管理部门批准、登记备案
   D. 经省以上卫生行政部门批准、登记备案

100. 依照《处方管理办法》的规定,调剂处方必须做到"四查十对","四查"不包括
   A. 查药品
   B. 查处方
   C. 查给药途径

D. 查用药合理性

101. 根据《处方药与非处方药流通管理暂行规定》,以下说法错误的是
   A. 非处方药可以采用有奖销售的销售方式
   B. 非处方药可以开架自选销售
   C. 处方药不得开架自选销售
   D. 处方药不得采用附赠药品的销售方式

102. 根据《处方药与非处方药流通管理暂行规定》要求,下列说法错误的是
   A. 处方药必须凭执业医师或执业助理医师处方销售、购买和使用
   B. 执业药师或药师必须对医师处方进行审核、签字后依据处方正确调配、销售药品
   C. 执业药师或药师对处方不得擅自更改或代用
   D. 执业药师或药师对超剂量的处方,更改剂量后可调配、销售

(103~105题共用题干)
2014年7月7日,某药品生产企业在某晚报大篇幅刊登浙药广审(文)第2012110745号药品广告,该广告宣称"八大医院权威认证,一天起效,三十天痊愈"。

103. 对该药广告批准文号格式的说法,正确的是
   A. "国"字开头的文号全国有效,异地发布不用办理备案申请
   B. 批准文号中数字组成部分应该为9位,该批准文号可直接认定为虚假文号
   C. 批准文号中数字组成部分前6位代表审查年月,后4位代表广告批准序号
   D. 批准文号中"文"代表广告媒介形式的分类代号,可以用于报纸和广播电视

104. 对该药品广告批准文号有效期的认定,正确的是
   A. 药品广告批准文号有效期为6个月,该批准文号已到期作废

B. 药品广告批准文号有效期为1年,该批准文号已到期作废

C. 药品广告批准文号有效期为2年,该批准文号仍在有效期内

D. 药品广告批准文号有效期为2年,该批准文号已到期作废

105. 对该药品广告内容的定性,正确的是
    A. 提供虚假材料申请药品广告审批
    B. 含有不科学地表示功效的断言和保证
    C. 任意扩大产品适应证(功能主治)范围
    D. 篡改经批准的药品广告内容进行虚假宣传

(106~108题共用题干)
2015年6月25日,原国家食品药品监督管理总局发布《关于停止生产销售使用酮康唑口服制剂的公告》(2015年85号),决定即日起停止酮康唑口服制剂在我国的生产、销售和使用,撤销药品批准文号。

106. 上述信息中的药品有效期为"2016年6月"。对2015年6月1日至25日期间售出的药品的认定,正确的是
    A. 该药品的有效期至2016年5月31日,药品已超过有效期
    B. 该药品的有效期至2016年6月1日,药品已超过有效期
    C. 该药品的有效期至2016年6月30日,药品未超过有效期
    D. 该药品的有效期至2016年7月1日,药品未超过有效期

107. 该药品零售企业负责人在接到停止生产、销售、使用酮康唑口服制剂的通知后,对库存和货架上的酮康唑片的处理,错误的是
    A. 停止销售并下架
    B. 配合生产企业召回
    C. 发布资讯告知员工和消费者停止销售和使用
    D. 清点库存并将购销凭证和药品一并销毁

108. 如果零售企业继续销售酮康唑片,药品监督管理部门应按
    A. 销售劣药处理
    B. 未按照规定实施《药品经营质量管理规范》处理
    C. 销售假药处理
    D. 无证经营处理

(109~110题共用题干)
药品监督管理部门在对甲药品经营企业监督检查中发现,该企业"药品经营许可证"核定的经营方式为零售(连锁),经营范围为中药饮片、中成药、化学药制剂、抗生素制剂。《药品经营许可证》发证时间为2014年10月8日。检察人员现场检查时还发现,在货架上摆放有生物制品人血白蛋白。

109. 对甲企业在"药品经营许可证"有效期届满后,需要继续经营的,企业申请换发"药品经营许可证"的期限是
    A. 2019年4月7日至2019年10月7日
    B. 2019年7月8日至2019年10月8日
    C. 2019年10月7日至2020年4月7日
    D. 2019年10月8日至2020年1月8日

110. 对货架上摆放人血红蛋白行为的说法,正确的是
    A. 人血红蛋白属于西药制剂,未超出该企业许可经营范围
    B. 人血红蛋白尚未出售,不应按超经营范围处罚
    C. 违规销售生物制品,属于超许可证经营范围的行为
    D. 不明原因的陈列生物制品,不属于违反药品经营质量管理规范的行为

四、X型题（多项选择题）

答题说明

以下每一道考题下面有A、B、C、D四个备选答案。请从中选择二个或二个以上的正确答案。

111. 不得委托生产的药品有
    A. 生物制品
    B. 麻醉药品
    C. 精神药品
    D. 国家药品监督管理部门规定的其他不得委托生产的药品

112. 药品标签必须印有规定标志的药品是
    A. 非处方药和外用药
    B. 放射性药品
    C. 麻醉药和精神药
    D. 医疗用毒性药品

113. 疫苗生产企业、疫苗批发企业应当在其供应的纳入国家免疫规划疫苗的最小外包装的显著位置，标明
    A. "免费"字样
    B. "自愿受种"字样
    C. "预防性接种"字样
    D. 国务院卫生主管部门规定的"免疫规划"专用标识

114. 根据《药品流通监督管理办法》，药品生产经营中禁止的行为有
    A. 药品生产企业在展销会上现货销售药品
    B. 药品经营企业租借场地储存药品
    C. 药品生产企业销售受委托生产的药品
    D. 药品经营企业销售医疗机构配制的制剂

115. 根据《处方管理办法》，医疗机构处方保存期为2年的是
    A. 医疗用毒性药品处方
    B. 儿科处方
    C. 第二类精神药品处方
    D. 急诊处方

116. 某省两患者服用甲药厂的"糖脂宁胶囊"（批号101101）后死亡，经药品监督管理部门核查，甲厂未生产过批号为101101的"糖脂宁胶囊"，致人死亡的药品是乙药厂非法生产的，经药检所检验，该药中非法添加了"格列本脲"，下列处理正确的是
    A. 批号为101101的"糖脂宁胶囊"为假药
    B. 对乙药厂按生产、销售假药行为追究其刑事责任
    C. 对甲和乙药厂同时按生产、销售劣药行为追究其刑事责任
    D. 甲药厂应对涉案的"糖脂宁胶囊"（批号101101）实施召回

117. 根据《中华人民共和国药品管理法实施条例》，申请进口的药品
    A. 应当是在生产国家或者地区获得上市许可的药品
    B. 未在生产国家或者地区获得上市许可的，不允许进口
    C. 未在生产国家或者地区获得上市许可的，经国家药品监督管理部门确认该药品品种安全、有效而且临床需要的，可以批准进口
    D. 未在生产国家或者地区获得上市许可的，经国家药品监督管理部门确认该药品品种安全、有效而且临床急需的，可以批准进口

118. 下列说法符合毒性中药饮片生产和经营管理的相关规定的有
    A. 毒性中药材的饮片包装要有突出、鲜明的毒性标志
    B. 毒性中药饮片采取定点企业生产
    C. 严禁非法渠道购进毒性中药饮片
    D. 定点生产的毒性中药饮片应销往具有经营毒性中药饮片资格的经营单位

119. 关于药品类易制毒化学品说法正确的是
    A. 药品类易制毒化学品可以使用现金或者实物进行交易
    B. 药品类易制毒化学品生产企业、经营企业销售药品类易制毒化学品，应当逐一建立购买方档案
    C. 药品类易制毒化学品生产企业、经营企业销售药品类易制毒化学品时，应当核查采购人员身份证明和相关购买许可证明，无误后方可销售，并保存核查记录
    D. 发货应当严格执行出库复核制度，认真核对实物与药品销售出库单是否相符，并确保将药品类易制毒化学品送达购买方"药品生产许可证"或者"药品经营许可证"所载明的地址，或者医疗机构的药库

120. 根据《处方管理办法》规定，有关处方销毁说法正确的是
    A. 处方保存期满后方可销毁
    B. 处方销毁须经医疗机构主要负责人批准
    C. 处方销毁须经卫生部门批准
    D. 处方销毁应登记备案

参 考 答 案

1. A	2. B	3. A	4. B	5. D	6. D	7. A	8. C	9. A	10. D
11. A	12. C	13. D	14. D	15. A	16. D	17. B	18. C	19. D	20. C
21. D	22. D	23. D	24. C	25. D	26. A	27. B	28. D	29. D	30. C
31. B	32. C	33. D	34. B	35. C	36. A	37. D	38. D	39. D	40. B
41. A	42. C	43. D	44. A	45. C	46. A	47. B	48. B	49. C	50. D
51. D	52. C	53. C	54. D	55. B	56. D	57. D	58. C	59. C	60. B
61. B	62. A	63. A	64. D	65. D	66. B	67. D	68. B	69. D	70. C
71. B	72. B	73. D	74. C	75. C	76. D	77. B	78. C	79. A	80. B
81. C	82. B	83. D	84. D	85. C	86. A	87. B	88. C	89. D	90. B
91. B	92. A	93. D	94. D	95. D	96. D	97. D	98. D	99. A	100. C
101. A	102. D	103. C	104. B	105. B	106. C	107. D	108. C	109. C	110. C

111. ABCD 112. ABCD 113. AD 114. ABCD 115. AC
116. AB 117. AC 118. ABCD 119. BCD 120. ABD

试卷标识码:

国家执业药师资格考试

药事管理与法规
押题秘卷（四）

考生姓名：＿＿＿＿＿＿

准考证号：＿＿＿＿＿＿

考　　点：＿＿＿＿＿＿

考　场　号：＿＿＿＿＿＿

一、A 型题（单句型最佳选择题）

答题说明

以下每一道考题下面有 A、B、C、D 四个备选答案。请从中选择一个最佳答案。

1. 根据中共中央、国务院发布的《深化医药卫生体制改革的意见》规定，我国要加快建立药品供应保障体系，保障人民群众安全用药。药品供应保障体系的基础是
   A. 新药创新体系
   B. 药品集中招标采购制度
   C. 中西药并重
   D. 国家基本药物制度

2. 以下不属于我国实施基本药物制度目标的是
   A. 保证群众基本用药需求
   B. 促进社会公平正义
   C. 体现基本医疗卫生的公益性
   D. 促进药品降价，减轻群众负担

3. 《执业药师注册管理暂行办法》规定，执业药师的执业范围为
   A. 药品研制、药品生产、药品经营
   B. 药品生产、药品经营、药品检验
   C. 药品经营、药品使用、药品检验
   D. 药品生产、药品经营、药品使用

4. 以下不属于药品安全风险特点的是
   A. 复杂性
   B. 不可预见性
   C. 不可补救性
   D. 不可避免性

5. 行政处罚的种类不包括
   A. 责令停产停业
   B. 暂扣许可证
   C. 管制
   D. 罚款

6. 非处方药分为甲、乙两类的依据是药品的
   A. 安全性
   B. 专属性
   C. 经济性
   D. 给药途径

7. 生产销售劣药，可认定为对人体健康造成严重危害的是
   A. 轻度残疾
   B. 三人以上中度残疾
   C. 五人以上轻度残疾
   D. 十人以上轻伤

8. 《麻醉药品和精神药品管理条例》规定，专门从事第二类精神药品批发业务的企业，应当经
   A. 国家药品监督管理部门批准
   B. 所在地省级药品监督管理部门批准
   C. 所在地地市级药品监督管理部门批准
   D. 所在地地市级卫生行政部门批准

9. 取得药学、中药学或相关专业大学本科学历，参加执业药师资格考试者，必须
   A. 从事药学或中药学专业工作满7年
   B. 从事药学或中药学专业工作满5年
   C. 从事药学或中药学专业工作满3年
   D. 从事药学或中药学专业工作满1年

10. 《抗菌药物临床应用管理办法》的适用范围不包括
    A. 二级医院
    B. 妇幼保健院
    C. 专科疾病防治机构
    D. 零售药店

11. 通过改换包装而改变原生产日期和生产批号的药品,应当定性为
   A. 假药
   B. 劣药
   C. 按假药论处
   D. 按劣药论处

12. 下列关于设立和实施行政许可的原则说法错误的是
   A. 实施行政许可,应当便民,提高办事效率,提供优质服务
   B. 公民、法人或者其他组织依法取得的行政许可受法律保护
   C. 行政机关不能变更或者撤回已经生效的行政许可
   D. 法定原则,设立和实施行政许可,应当依照法定的权限、范围、条件和程序

13. 根据《药品经营许可证管理办法》,药品批发企业中必须具有大学以上学历且为执业药师的岗位是
   A. 企业质量管理部门负责人
   B. 企业负责人
   C. 企业质量负责人
   D. 药品检验部门负责人

14. 下列关于中药材专业市场管理的措施不符合《药品管理法》及其实施条例规定的是
   A. 药品经营企业销售中药材,必须标明产地
   B. 严禁销售假劣中药材
   C. 城乡集市贸易市场可以出售中药材以外的药品
   D. 严禁销售国家规定的毒性药材品种

15. 《精神药品管理办法》规定,精神药品分为第一类和第二类的依据是
   A. 对中枢神经系统兴奋或抑制的程度
   B. 用药剂量的大小
   C. 对人体的危害程度
   D. 使人体产生的依赖性和危害人体健康的程度

16. 《中华人民共和国药品管理法》规定,海关放行进口药品的依据是
   A. "药品经营许可证"
   B. "进口药品通关单"
   C. "医药产品注册证"
   D. "进口药品注册证"

17. 主管全国药品注册工作的部门是
   A. 国家卫生健康委员会
   B. 国家药品监督管理部门
   C. 国家工商行政管理部门
   D. 国家安全监督管理部门

18. 我国现行基本药物制度中规定基本药物报销的比例为
   A. 100%
   B. 90%
   C. 80%
   D. 70%

19. 批准文号是"国妆特进字J××××"的是
   A. 国产非特殊用途化妆品
   B. 国产特殊用途化妆品
   C. 进口特殊用途化妆品
   D. 进口非特殊用途化妆品

20. 特殊医学用途配方食品应当经
   A. 国家药品监督管理局注册
   B. 省级药品监督管理部门注册
   C. 市级药品监督管理部门注册
   D. 县级药品监督管理部门注册

21. 根据《药品不良反应报告和监测管理办法》,应按照规定报告所发现的药品不良反应的不包括
   A. 药品研发机构

B. 药品生产企业
C. 药品经营企业
D. 医疗机构

22. 根据《药品召回管理办法》规定,药品生产企业召回不彻底或者需要采取更为有效的措施的,可以
    A. 要求药品生产企业停产停业整顿
    B. 要求药品生产企业重新召回或者扩大召回范围
    C. 吊销药品批准证明文件
    D. 吊销药品生产企业的"药品生产许可证"

23. 药品经营企业必须具有
    A. 自有运输车辆
    B. 质量检验机构
    C. 质量管理制度
    D. 商品检验仪器设备

24. 根据《药品流通监督管理办法》,下列药品经营企业行为合法的是
    A. 药品零售企业没有处方销售处方药
    B. 药品零售企业没有处方销售非处方药
    C. 购进和销售医疗机构配制的制剂
    D. 药品批发企业从事药品零售活动

25. 依据《互联网药品交易服务审批暂行规定》,互联网药品交易服务,通过互联网提供交易服务的产品不包括
    A. 医疗器械
    B. 直接接触药品的包装材料
    C. 直接接触药品的容器
    D. 药品生产设备

26. 根据《医疗机构制剂注册管理办法(试行)》,下列可以申报医疗机构制剂的是
    A. 本院临床短缺的含有麻醉药品的口服止咳糖浆

    B. 本院临床需要但市场没有供应的中药注射剂
    C. 本院招标采购中标产品但市场供应不足的低价药
    D. 本院临床需要但市场没有供应的儿科用止咳糖浆

27. 根据《中华人民共和国药品管理法》,开办药品经营企业的必备条件不包括
    A. 具有依法经过资格认定的药学技术人员
    B. 具有与所经营药品相适应的营业场所、设备、仓储设施、卫生环境
    C. 具有保证所经营药品质量的规章制度
    D. 具有能对所经营药品进行质量检验的机构

28. 下列品种不属于医疗用毒性药品的是
    A. 美沙酮
    B. 阿托品
    C. 生甘遂
    D. A 型肉毒毒素

29. 麻醉药品和第一类精神药品的使用单位药品入库应实行
    A. 单人验收制度
    B. 一般核对即可
    C. 双人验收制度
    D. 三人验收制度

30. 对临床需要而市场无供应的麻醉药品和精神药品,持有"医疗机构制剂许可证"和印鉴卡的医疗机构需要配制制剂的,必须经
    A. 国家药品监督管理部门批准
    B. 设区的市级药品监督管理部门批准
    C. 省级药品监督管理部门批准
    D. 国务院卫生主管部门批准

31. 根据《化学药品和治疗用生物制品说明书规范细则》,【用法用量】项下要求的内容

不包括
A. 用药的剂量
B. 用药次数
C. 用药的计量方法
D. 药品的装量

32. 依照《中华人民共和国广告法》规定,医疗器械广告中可以含有的内容是
A. 医疗单位验证
B. 比同类医疗器械质优价廉
C. 根治颈椎病
D. 使用注意事项

33. 医疗机构不按照省、自治区、直辖市人民政府药品监督管理部门批准的标准配制制剂的
A. 按销售劣药论处
B. 按销售假药论处
C. 按生产假药论处
D. 按生产劣药论处

34. 下列属于制售假药行为的是
A. 擅自委托或接受委托生产药品
B. 未经批准医疗机构擅自使用其他医疗机构配制的制剂的
C. 未经审批擅自在城乡集贸市场设点销售药品或者在城乡集贸市场设点销售的药品超出批准经营的药品范围的
D. 生产没有国家标准的中药饮片不符合省级《中药饮片炮制规范》,或医疗机构不按省级药品监督管理部门批准的标准配制制剂的

35. 为评价药品安全性,在实验室条件下,用实验系统进行的各类毒性试验应遵循
A. GMP
B. GAP
C. GCP
D. GLP

36. 根据《中华人民共和国药品管理法》对药品的广告宣传的规定,下列说法正确的是
A. 说明药品的适应证和功能主治
B. 利用患者介绍药品的作用
C. 资助电视健康节目并在期间做不定期宣传
D. 宣传与某大学的研究机构合作研究开发

37. 根据《执业药师资格制度暂行规定》,执业药师注册有效期为
A. 1 年
B. 2 年
C. 3 年
D. 4 年

38. 以下不属于"双跨"药品管理要求的是
A. 包装、标签、说明书管理
B. 销售管理
C. 价格管理
D. 广告管理

39. "医疗机构制剂许可证"应当载明的内容不包括
A. 制剂室负责人
B. 药检室负责人
C. 配制范围
D. 配制地址

40. 根据《麻醉药品和精神药品管理条例》,麻醉药品的承运人在运输过程中应当携带
A. 运输证明
B. 运输证明复印件
C. 运输证明副本
D. 运输证明副本复印件

二、B型题（标准配伍题）

答题说明

以下提供若干组考题,每组考题共用在考题前列出的A、B、C、D四个备选答案。请从中选择一个与问题关系最密切的答案。某个备选答案可能被选择一次、多次或不被选择。

（41～42题共用备选答案）
A. 天蓝色与白色相间
B. 红色与白色相间
C. 绿色与白色相间
D. 黄色与红色相间

41. 麻醉药品专用标志的颜色为
42. 精神药品专用标志的颜色为

（43～45题共用备选答案）
A. GLP
B. GCP
C. GMP
D. GSP

43. 药品经营企业必须遵守
44. 药物非临床安全评价机构必须遵守
45. 药物临床试验机构必须遵守

（46～48题共用备选答案）
A.《中国药典》
B. 企业标准
C. 药品注册标准
D.《炮制规范》

46. 一般每五年修订一次的国家药品标准是
47. 由国家药品监督管理局批准给申请人的特定药品标准是
48. 可以由省级药品监督管理部门制定的药品标准是

（49～50题共用备选答案）
A. 食健备J+4位年代号+00+6位顺序编号
B. 食健备G+4位年代号+2位省级行政区域代码+6位顺序编号
C. 国食健注J+4位年代号+4位顺序号
D. 国食健注G+4位年代号+4位顺序号

49. 国产保健食品注册号格式为
50. 进口保健食品注册号格式为

（51～53题共用备选答案）
A. 中药学专业大专以上学历或者具有中药学中级以上专业技术职称
B. 中药学中专以上学历或者具备中药调剂员资格
C. 中药学专业中专以上学历或者具有中药学中级以上专业技术职称
D. 中药学专业中专以上学历或者具有中药学初级以上专业技术职称

51. 中药饮片批发企业从事中药材、中药饮片验收工作的人员应当具有
52. 中药饮片批发企业从事中药材、中药饮片养护工作的人员应当具有
53. 中药饮片零售企业中药饮片质量管理、验收、采购人员应当具有

（54～55题共用备选答案）
A. 50元以下罚款
B. 50元以上罚款
C. 1000元以上罚款
D. 1000元以下罚款

54. 有关行政机关对公民可以当场作出行政处罚决定的是
55. 有关行政机关对法人可以当场作出行政处罚决定的是

（56～58题共用备选答案）
A. 假药
B. 按假药论处
C. 劣药

D. 按劣药论处
56. 以非药品冒充药品或者以他种药品冒充此种药品的
57. 未标明有效期或者更改有效期的
58. 国家药品监督管理部门规定禁止使用的

（59~60题共用备选答案）
A. 15日
B. 30日
C. 3个月
D. 6个月

根据《中华人民共和国药品管理法实施条例》
59. 新开办药品生产企业、药品生产企业新建药品生产车间或者新增生产剂型的，按照规定申请GMP认证，应当自取得药品生产证明文件或者经批准正式生产之日起
60. 受理《药品生产质量管理规范》认证申请的药品监督管理部门对企业进行认证，应当自收到企业申请之日起

（61~62题共用备选答案）
A. 省、自治区、直辖市人民政府药品监督管理部门
B. 省、自治区、直辖市人民政府农业主管部门
C. 县级以上地方人民政府其他有关主管部门
D. 县级以上地方公安机关

61. 负责本行政区域内麻醉药品和精神药品的监督管理工作
62. 负责对本行政区域内造成麻醉药品和精神药品流入非法渠道的行为进行查处

（63~64题共用备选答案）
A. 药品标签、使用说明书
B. 药品标签、使用说明书、内包装、外包装
C. 药品标签和内包装、中包装
D. 药品使用说明书和大包装

依据《非处方药专有标识管理规定（暂行）》
63. 可以单色印刷非处方药专有标识的是
64. 应与非处方药专有标识一体化印刷的是

（65~66题共用备选答案）
A. 药品不良反应
B. 新的药品不良反应
C. 药品严重不良反应
D. 可控制的不良反应

《药品不良反应报告和监测管理办法》规定
65. 药品说明书中未载明的不良反应是
66. 可导致住院或住院时间延长的反应是

（67~68题共用备选答案）
A. Ⅰ期临床试验
B. Ⅱ期临床试验
C. Ⅲ期临床试验
D. Ⅳ期临床试验

67. 进一步验证药物对目标适应证患者的治疗作用和安全性，评价利益与风险关系的是
68. 初步评价药物对目标适应证患者的治疗作用和安全性的是

（69~70题共用备选答案）
A. 2倍以上5倍以下的罚款
B. 1倍以上5倍以下的罚款
C. 1倍以上3倍以下的罚款
D. 2倍以下的罚款，但是最高不超过3万元

根据《医疗机构药品监督管理办法（试行）》
69. 医疗机构未经批准向其他医疗机构提供本单位配制的制剂的，可处
70. 医疗机构采用邮售方式直接向公众销售处方药的，可处

（71~72题共用备选答案）
A. 非限制级抗菌药物
B. 重点监测级抗菌药物
C. 特殊使用级抗菌药物
D. 限制级抗菌药物

根据《抗菌药物临床使用管理办法》对抗菌药物的分级管理

71. 临床应用证明,安全有效,且对细菌耐药性影响较大的头孢哌酮舒巴坦属于

72. 经临床应用证明,安全有效,且对细菌耐药性影响较小,价格较低廉的克林霉素属于

(73~74题共用备选答案)
A. 1
B. 2
C. 3
D. 5

73. 《中国药典》一般每多少年修订一次

74. 《中国药典》增补本原则上每多少年一版

(75~77题共用备选答案)
A. "进口药品注册证"
B. "医药产品注册证"
C. "进口准许证"
D. "药品经营许可证"

根据《中华人民共和国药品管理法实施条例》

75. 进口在台湾地区生产的药品应取得

76. 进口在英国的生产企业生产的药品应取得

77. 进口在香港地区生产的药品应取得

(78~80题共用备选答案)
A. 至少检查一个最小包装
B. 检查至最小包装
C. 不开箱检查
D. 逐件检查

78. 破损、污染、渗液、封条损坏等包装异常的药品

79. 外包装及封签完整的原料药

80. 同一批号的药品

(81~82题共用备选答案)
A. 质量审核
B. 专柜存放
C. 质量复核
D. 抽样检验

根据《药品经营质量管理规范》

81. 购进首营品种应

82. 对拆零药品应

(83~85题共用备选答案)
A. 10年、10年
B. 10年、20年
C. 10年、14年
D. 7年、7年

根据《中药品种保护条例》

83. 从天然药物中提取的有效物质,申请中药保护品种的保护期限和延长的保护期限分别为

84. 治疗特殊疾病的野生药材人工制成品,申请中药保护品种的保护期限和延长的保护期限分别为

85. 对特定疾病有特殊疗效的中药品种,申请中药保护品种的保护期限和延长的保护期限分别为

(86~87题共用备选答案)
A. 淡黄色
B. 淡红色
C. 淡绿色
D. 淡蓝色

根据《处方管理办法》

86. 儿科处方的印刷用纸颜色为

87. 急诊处方的印刷用纸颜色为

(88~90题共用备选答案)
A. 安全性
B. 有效性
C. 稳定性
D. 均一性

88. 按照说明书的用法用量服用复方罗布麻后,高血压得到有效控制,体现了药品的

89. 按照说明书的用法用量服用复方罗布麻

后,一般不会出现副作用,体现了药品的
90. 每一片复方罗布麻片含有的有效成分都能
达到《中国药典》的标准,体现了药品的

三、C 型题(综合分析选择题)

答题说明

以下提供若干个案例,每个案例下设若干个考题。每一道考题下面有 A、B、C、D 四个备选答案。请从中选择一个最佳答案。

(91~92 题共用题干)

某个体诊所擅自用淀粉生产降压药 500 盒,每盒售价 30 元,5 名患者购买服用后,因血压过高而住院治疗。市药品监督管理部门介入调查,查获剩余降压药 280 盒。

91. 该降压药
    A. 为假药
    B. 为劣药
    C. 按假药论处
    D. 按劣药论处

92. 市药品监督管理部门对该个体诊所可以做出的处罚不包括
    A. 没收剩余的降压药 280 盒
    B. 没收 220 盒降压药的违法所得
    C. 处罚 75000 元
    D. 吊销该个体诊所"医疗机构执业许可证"

(93~94 题共用题干)

近日,针对国内个别药品生产经营企业使用非法手段大量销售假药、劣药而发生的多起不良反应事件,某省药品监督管理局下发了通知,各县(市、区)药品监督管理局接到通知后要立即对辖区内药品批发企业开展专项检查,重点检查药品批发企业设置是否符合规定,并规范药品批发企业记录是否合格,保证药品真实流向可查、记录有效。相关检查开展情况分别报送省药品监督管理局。

93. 药品批发企业采购记录应保存
    A. 1 年
    B. 3 年
    C. 4 年
    D. 5 年

94. 药品批发企业的药品验收记录应保存
    A. 1 年
    B. 3 年
    C. 5 年
    D. 10 年

(95~97 题共用题干)

近日某市政府就药品市场价格战白热化以及十分突出的不正当竞争问题召开专题会议,决定把药品市场秩序列入下一步全市整顿和规范的重点,开展药品市场秩序专项整治工作。此前,因一家新开业的药房高举"平价"大旗,宣布对其经销的药品"平均降价 40%",使得其他药房纷纷掀起"降价活动"。但在平价低利润的背后,药品市场却涌动着一股黑色暗流:招标"靠关系",大打"回扣牌",平价风潮严重扰乱了这个市的药品市场秩序。

95. 下列不属于不正当竞争行为的是
    A. 假冒他人注册商标
    B. 擅自使用知名商品特有的名称
    C. 擅自使用他人企业的名称
    D. 采用送小礼品手段推销商品

96. 根据《中华人民共和国反不正当竞争法》的规定,如实入账的前提下,下列行为被认为是不正当的
    A. 经营者采用超过万元奖金的抽奖式的有奖销售
    B. 经营者给中间人佣金
    C. 经营者接受折扣

D. 经营者给对方折扣
97. 根据《关于禁止商业贿赂行为的暂行规定》,以下不属于商业贿赂的行为有
   A. 某企业以明示方式给予对方采购人员折扣,且未如实入账
   B. 某药品经营企业销售阿胶以明示方式给予对方采购人员现金奖励,以宣传费入账
   C. 某药品经营企业声称季节性降价销售鱼腥草,给对方让利15%,未如实入账
   D. 经营者销售商品,以现金退给对方单位一定比例的商品价款,并如实入账

(98~102题共用题干)

某医院在私自印刷并散发给来院诊治患者的药品宣传册《健康导报》中宣称:某种药物是某医院的院士、博士、导师、临床医学专家经过几十年刻苦攻关研制出的用于某疾病最先进、最有效的新药,同时列举大量的患者病例。最后,该医院作出承诺,对服用该药物后疾病没有痊愈的患者予以半费或免费,同时公布了咨询热线、邮购地址、联系人和医院地址等联系方式。可以判断,该医院未经批准发布药品广告并且夸大药效,发布虚假广告的行为明显违反了《中华人民共和国药品管理法》。

98. 以下可以发布广告的药品是
   A. 保健药品
   B. 精神药品
   C. 医疗机构配制的试剂
   D. 放射性药品

99. 依据《药品广告审查办法》,下列说法正确的是
   A. 申请药品广告批准文号,应当向药品生产企业所在地省级药品监督管理部门提出
   B. 申请药品广告批准文号,应当向药品生产企业所在地市级药品监督管理部门提出
   C. 申请进口药品广告批准文号,应当向进口药品代理机构所在地市级药品监督管理部门提出
   D. 申请进口药品广告批准文号,应当向国家药品监督管理部门提出

100.《药品广告审查办法》规定,应注销或撤销药品广告批准文号的情形不包括
   A. "药品生产许可证""药品经营许可证"被吊销的
   B. "药品生产许可证""药品经营许可证"丢失的
   C. 篡改经批准的药品广告内容进行虚假宣传的
   D. 提供虚假材料申请药品广告审批,取得药品广告批准文号的

101.《药品广告审查办法》规定,药品广告审查机关是
   A. 国家药品监督管理局
   B. 省、自治区、直辖市药品监督管理部门
   C. 县级以上药品监督管理部门
   D. 县级以上工商行政管理部门

102. 根据《中华人民共和国药品管理法》,有关广告说法错误的是
   A. 药品广告须经企业所在地国家药品监督管理部门批准,并发给药品广告批准文号
   B. 药品广告不得含有不科学的表示功效的断言或者保证
   C. 非药品广告不得有涉及药品的宣传
   D. 处方药可以在国家卫生行政部门和国家药品监督管理部门共同指定的医学、药学专业刊物上介绍

(103~105题共用题干)

某药品零售连锁企业拟从事经营第二类精神药品业务。

103. 该药品零售连锁企业应当经过哪个部门的批准,才能从事经营第二类精神药品业务
   A. 国家药品监督管理部门

B. 所在地省级药品监督管理部门
C. 所在地设区的市级药品监督管理部门
D. 所在地县级药品监督管理部门

104. 获得批准后，该药品零售连锁企业应当凭执业医师开具的处方，按规定剂量销售第二类精神药品，并将处方保留几年备查
    A. 1 年
    B. 2 年
    C. 3 年
    D. 5 年

105. 在经营中，该药品零售连锁企业的哪个行为合法
    A. 没有处方销售第二类精神药品
    B. 未经执业药师复核零售第二类精神药品
    C. 向 20 岁的大学生销售第二类精神药品
    D. 调剂 10 日常用量的含有第二类精神药品控缓释制剂处方

(106～108 题共用题干)

2017 年 5 月 5 日，甲药品零售企业从乙药品批发企业(首营企业)首次购进中成药 A，索取合理票据和相关凭证，建立采购记录。药品 A 的说明书标注"有效期 30 个月"，在标签上标注"生产日期为 2017 年 1 月 5 日，有效期至 2019 年 6 月"。

106. 甲药品零售企业对采购药品 A 的相关凭证和记录的管理，正确的是
    A. 保存期限应超过药品有效期 1 年，所以在 2020 年 7 月以后可以将供货单位的相关凭证和记录销毁
    B. 保存期限不得少于 2 年，且应超过药品有效期 1 年，所以在 2020 年 7 月以后可以将供货单位的相关凭证和记录销毁
    C. 保存期限不得少于 5 年，所以在 2023 年 5 月 5 日以后可以将供货单位的相关凭证和记录销毁
    D. 保存期限不得少于 3 年，所以在 2020

年 5 月 5 日以后可以将供货单位的相关凭证和记录销毁

107. 甲药品零售企业首次购进药品 A 时，属于应当查验并索取的材料是
    A. 乙企业《药品经营质量管理规范》认证证书原件
    B. 乙企业销售人员签名的身份证复印件
    C. 加盖乙企业公章原印章的"药品经营许可证"复印件
    D. 乙企业的药品养护记录

108. 依据药品 A 标签的有效期标注信息，该药品的时效日期是
    A. 2019 年 6 月 30 日
    B. 2019 年 7 月 1 日
    C. 2019 年 7 月 4 日
    D. 2019 年 7 月 5 日

(109～110 题共用题干)

2016 年 5 月 1 日，某药品监督管理部门对辖区内的某一药品零售企业(连锁药店)进行检查，检查人员发现其货架上销售的药品有地西泮片 10 瓶，"港药"正红花油 20 盒。经查，该企业营业执照经营范围中有药品和医疗器械，"药品经营许可证"的经营范围为中成药、中药饮片、化学制剂、抗生素制剂，但未取得医疗器械经营许可证，所经营的地西泮片系从区域性药品批发企业业务员李某手中购入，一共购入 10 瓶，"港药"正红花油产自我国香港地区，系企业负责人专门从香港购进，但未经批准进口。同时发现该药品零售企业具有审方资格的执业药师张某未在岗。

109. 根据上述信息，该企业可以经营的品种是
    A. 第一类医疗器械
    B. 医疗用毒性药品
    C. 第二类医疗器械
    D. 第三类医疗器械

110. 根据上述信息，下列关于该企业销售地西泮片的分析，正确的是
    A. 该企业购进精神药品，但没有销售，不

违反药品管理法规相关规定

B. 连锁药店可以申请从事第二类精神药品零售业务,但该企业经营范围不包括第二类精神药品,属于违法经营

C. 药品零售企业都不能经营第二类精神药品,所以该企业经营第二类精神药品,属于违法经营。

D. 第二类精神药品属于化学制剂,所以该企业经营范围可包括第二类精神药品,其经营行为合法。

四、X型题（多项选择题）

答题说明

以下每一道考题下面有A、B、C、D四个备选答案。请从中选择二个或二个以上的正确答案。

111.《药品流通监督管理办法》规定,药品生产、经营企业不得从事的经营活动包括

A. 以展示会、博览会、交易会、订货会、产品宣传会等方式现货销售药品

B. 在经药品监督管理部门核准的地址以外的场所储存或者现货销售药品

C. 为他人以本企业的名义经营药品提供场所,或者资质证明文件,或者票据等便利条件

D. 知道或者应当知道他人从事无证生产、经营药品行为的,为其提供药品

112. 根据《互联网药品交易服务审批暂行规定》,有关网上交易药品说法正确的是

A. 通过自身网站与本企业成员之外的其他企业进行互联网药品交易的药品生产企业只能交易本企业生产的药品,不得利用自身网站提供其他互联网药品交易服务

B. 通过自身网站与本企业成员之外的其他企业进行互联网药品交易的药品批发企业只能交易本企业经营的药品,不得利用自身网站提供其他互联网药品交易服务

C. 向个人消费者提供互联网药品交易服务的企业只能在网上销售本企业经营的非处方药

D. 向个人消费者提供互联网药品交易服务的企业不得向其他企业或者医疗机构销售药品

113.《互联网药品信息服务管理办法》规定,提供互联网药品信息服务的网站不得发布的产品信息有

A. 血液制品

B. 麻醉药品

C. 戒毒药品

D. 医疗机构制剂

114. 基本药物采购实行

A. 谈判采购

B. 公开招标采购

C. 集中挂网采购

D. 定点生产

115. 依照《中华人民共和国药品管理法》,需在国家药品监督管理部门指定的药品检验机构进行检验的药品有

A. 国家药品监督管理部门规定的生物制品

B. 已有国家标准的药品

C. 首次在国内销售的药品

D. 国家药品监督管理部门规定的其他药品

116. 对于处方药,执业药师要负责处方的审核

监督,审查处方
A. 合法性
B. 药品是否需要做敏感性试验
C. 内容的合理性
D. 注意特殊人群用药情况

117. 依据《医疗用毒性药品管理办法》规定,有关毒性药品调剂管理说法正确的是
    A. 医疗机构和药店应凭正式处方供应调配
    B. 调配处方时,必须认真负责,计量准确,按医嘱注明要求,并由配方人员及具有药师以上技术职称的复核人员签名盖章后方可发出
    C. 对处方未注明"生用"的毒性中药,应当付炮制品
    D. 处方一次有效,取药后处方保存3年备查

118. 毒性中药材的饮片定点生产原则包括
    A. 对于市场需求量大,毒性药材生产较多的地区定点要合理布局、相对集中,按省区确定2~3个定点企业
    B. 对于市场需求量大,毒性药材生产较多的地区定点要合理布局、相对集中,按省区确定1~2个定点企业
    C. 对于一些产地集中的毒性中药材特殊品种如朱砂、雄黄、附子等,要全国集中统一定点生产,供全国使用
    D. 要逐步实现以毒性中药材主产区为中心择优定点

119. 执业药师应进德修业,珍视声誉,正确的行为包括
    A. 积极参加执业药师自律组织举办的有益于职业发展的活动
    B. 积极主动接受继续教育,不断完善和扩充专业知识,以不断提高执业水平
    C. 不得利用新闻媒介或其他手段提供虚假信息或夸大自己的专业能力
    D. 在名片或胸卡上印有各种学术、学历、职称、社会职务以及所获荣誉

120. 根据《处方管理办法》,医师开具处方时可以使用
    A. 药品通用名称
    B. 药品商品名称
    C. 新活性化合物的专利药品名称
    D. 复方制剂药品名称

参 考 答 案

1. D	2. D	3. D	4. C	5. C	6. A	7. A	8. B	9. C	10. D
11. D	12. C	13. C	14. C	15. D	16. B	17. B	18. A	19. C	20. A
21. A	22. B	23. C	24. B	25. D	26. D	27. D	28. A	29. C	30. C
31. D	32. D	33. D	34. A	35. D	36. A	37. C	38. C	39. B	40. C
41. A	42. C	43. D	44. A	45. B	46. A	47. C	48. D	49. D	50. C
51. C	52. D	53. D	54. A	55. D	56. A	57. D	58. B	59. B	60. D
61. A	62. D	63. D	64. B	65. B	66. C	67. C	68. B	69. C	70. D
71. D	72. A	73. D	74. A	75. B	76. A	77. B	78. B	79. C	80. A
81. A	82. B	83. D	84. A	85. A	86. C	87. A	88. B	89. A	90. D
91. A	92. D	93. D	94. C	95. D	96. A	97. D	98. A	99. A	100. B
101. B	102. A	103. C	104. B	105. C	106. C	107. C	108. A	109. A	110. B
111. ABCD		112. ABCD		113. BCD		114. ABCD		115. ACD	
116. ABCD		117. ABC		118. ACD		119. ABC		120. ACD	

试卷标识码：

国家执业药师资格考试

药事管理与法规
押题秘卷（五）

考生姓名：_____

准考证号：_____

考　　点：_____

考　场　号：_____

一、A 型题（单句型最佳选择题）

答题说明

以下每一道考题下面有 A、B、C、D 四个备选答案。请从中选择一个最佳答案。

1. 根据《抗菌药物临床应用管理办法》，二级以上医院在药事管理与药物治疗学委员会下设立抗菌药物管理工作组，组成人员不包括
   A. 医务部门负责人
   B. 药学部门负责人
   C. 采购部门负责人
   D. 护理部门负责人

2. 关于执业药师资格考试和注册管理的说法，正确的是
   A. 香港、澳门，台湾居民，按照规定的程序和报名条件，可以报名参加国家执业药师资格考试
   B. 不在中国就业的外国人，符合规定的学历条件，可以报名参加国家执业药师资格考试
   C. 执业药师执业单位包括医药院校、科研单位、药品检验机构
   D. 在香港、澳门注册的药剂师可以直接递交注册申请资料办理执业药师注册

3. 下列关于行政许可申请和受理说法错误的是
   A. 行政许可申请与受理包括行政相对人向行政机关提出行政许可申请和行政机关受理行政许可申请
   B. 申请材料存在错误，行政机关应当禁止申请人当场更正
   C. 行政机关负有向申请人提供格式文本的义务，公示行政许可事项和条件的义务
   D. 申请事项不需要取得行政许可的，行政机关负有告知的义务

4. 按照全面深化行政审批制度改革，进一步简政放权的精神，国家分批取消或调整了一部分与药品相关的行政审批事项，下列项目属于已取消审批的事项是
   A. 药品委托生产许可
   B. 中药材 GAP 认证
   C. 药品零售企业 GSP 认证
   D. 互联网药品交易服务企业审批

5. 关于中药饮片生产、经营行为的说法，错误的是
   A. 生产中药饮片必须持有"药品生产许可证"和"药品 GMP 证书"
   B. 生产中药饮片必须使用符合药用标准的中药材，并尽量固定药材产地
   C. 中药饮片的生产必须严格执行国家药品标准和地方中药饮片炮制规范
   D. 经营中药饮片的企业应在符合要求的场所从事中药饮片分包装活动

6. 下列文字图案在药品标签中可以出现的是
   A. 进品原料
   B. ××省转销，××总代理
   C. 企业形象标志，企业防伪标识
   D. 印刷企业，印刷批次

7. 《麻醉药品和精神药品管理条例》规定，审批麻醉药品、第一类精神药品批发企业的是
   A. 国家药品监督管理部门
   B. 省级药品监督管理部门
   C. 国家药品监督管理部门和省级药品监督管理部门
   D. 市级药品监督管理部门

8. 执业药师或药师对处方用药进行适宜性审

核的内容不包括
A. 处方用药与临床诊断的相符性
B. 选用剂型与给药途径的合理性
C. 药品可能的不良反应
D. 规定必须做皮试的药品,处方医师是否注明过敏试验及结果的判定

9. 根据甲医疗机构和乙药品零售企业上报的药品不良反应报告,经药品监督管理部门评估,确定丙药品生产企业生产的某一药品存在安全隐患,承担该药品召回的责任主体是
A. 丙药品生产企业
B. 甲医疗机构
C. 乙药品零售企业
D. 药品监督管理部门

10. 根据《药品经营质量管理规范》,下列关于购进药品的说法错误的是
A. 药品经营企业购进药品,必须建立并执行进货检查验收制度
B. 采购首营品种应当审核药品的合法性
C. 医疗机构购进药品时应当索取、留存供货单位的合法票据,并建立购进记录,做到票、账、货相符
D. 医疗机构购进药品应当抽样验收,不需逐批验收

11. 区域性批发企业需要就近向相邻的其他省内取得麻醉药品使用资格的医疗机构销售麻醉药品,应当经
A. 国家药品监督管理部门批准
B. 批发企业所在地省级药品监督管理部门批准
C. 医疗机构所在地省级药品监督管理部门批准
D. 批发企业所在地设区的市级药品监督管理部门批准

12. 根据《药品广告审查办法》规定,药品广告批准文号的格式错误的是
A. 国药广审(视)第 2012020168 号
B. 浙药广审(视)第 2012010166 号
C. 藏药广审(文)第 2012030008 号
D. 京药广审(文)第 2012010056 号

13. 根据《中华人民共和国消费者权益保护法》,消费者有权要求经营者提供检验证明,这在消费者权利中属于
A. 公平交易权
B. 监督批评权
C. 真情知悉权
D. 受尊重权

14. 下列哪项不是药品标准的制定原则
A. 坚持质量第一,体现"安全有效、技术先进、经济合理"的原则
B. 对于具有特异功效成分的,应制定相应指标,并附定性定量标准
C. 充分考虑生产、流通、使用各环节对药品质量的影响因素,有针对性地制定检测项目,切实加强对药品内在质量的控制
D. 标准规定的各种限量应结合实践,并根据"准确、灵敏、简便、迅速"的原则选择并规定检测、检验方法

15. 行政处罚的原则不包括
A. 处罚公正、公开原则
B. 处罚与违法行为相适应的原则
C. 处罚与教育相结合的原则
D. 可以行政处罚代替刑事处罚原则

16. 根据《关于加强中药饮片监督管理的通知》,合法的行为包括
A. 药品生产企业外购中药饮片半成品分包装
B. 药品生产企业从中药材市场采购中药饮片
C. 药品经营企业从药品生产企业采购中

药饮片

D. 药品经营企业从中药材市场采购中药饮片

17. 根据《麻醉药品和精神药品管理条例》,取得《麻醉药品和第一类精神药品印鉴卡》的医疗机构,需承担"由设区的市级卫生主管部门责令限制改正,给予警告,逾期不改正的,处于5000以上1万以下罚款;情节严重的,吊销其印鉴卡;对直接负责的主管人员和其他责任人员依法给予降级、撤职、开除的处分"的法律责任的违法情形是
   A. 未按照保存麻醉药品和精神药品专用处方或未依规定进行处方专册登记的
   B. 未取得麻醉药品和第一类精神药品处方资格的执业医师,擅自开具麻醉药品和第一类精神药品的。
   C. 具有处方资格的执业医师,违反规定开具麻醉药品和第一类精神药品处方的
   D. 处方调配人、核对人违反规定,未对麻醉药品和第一类精神药品处方进行核对,造成严重后果的

18. 药品生产企业、经营企业、医疗机构在药品购销中账外暗中给予或收受回扣或其他利益的,药品生产企业、经营企业或者其代理人给予使用其药品的医疗机构负责人、药品采购人员、医师等有关人员以财物或其他利益的,由工商行政管理部门处以罚款的数额为
   A. 货值金额5~10倍的罚款
   B. 2倍罚款
   C. 5000元至3万元的罚款
   D. 1万元以上20万元以下的罚款

19. 下列药品经营、使用行为,符合国家相关管理规定的是
   A. 甲药店采取开架自选方式销售抗菌药物"头孢呋辛"
   B. 乙药店以"凡购买5盒,附赠1盒"的方式促销甲类非处方药"多潘立酮"
   C. 丙执业医师根据医疗需要推荐使用非处方药
   D. 丁药品零售企业通过互联网向消费者销售抗菌药物"头孢曲松"

20. 根据《中华人民共和国药品管理法实施条例》,对药品经营企业变更药品经营许可事项但未办理变更登记手续的处罚,不包括
   A. 由原发证部门给予警告,责令限期补办变更登记手续
   B. 逾期不补办的,宣布其"药品经营许可证"无效
   C. 逾期不补办的,撤销其"药品经营许可证"
   D. 逾期不补办仍从事药品经营活动的,依法予以取缔

21. 下列店堂告示,哪一个没有违反《中华人民共和国消费者权益保护法》的规定
   A. "本店商品一旦售出概不退换"
   B. "购买总额在10元以下者,本商场恕不开具发票"
   C. "执业药师不在岗,暂停销售处方药和甲类非处方药"
   D. "纯中药制剂,安全无毒副作用,请放心购买"

22. 关于中药饮片管理的说法,错误的是
   A. 医疗机构临方炮制中药饮片应当持有"医疗机构制剂许可证"
   B. 生产中药饮片必须持有"药品生产许可证"
   C. 批发、零售中药饮片必须持有"药品经营许可证"
   D. 药品零售企业的中药饮片调剂人员应当具有中药学中专以上学历或者具备中药调剂员资格

23. 根据《执业药师资格制度暂行规定》，张某考试合格取得"执业药师资格证书"后，张某可以
    A. 直接在所在省、市的药品零售企业以执业药师身份执业
    B. 直接在所在省、市的药品批发企业以执业药师身份执业
    C. 直接在跨省、市的药品零售连锁企业以执业药师身份执业
    D. 经注册后，在注册所在省、市以执业药师身份执业

24. 根据《药品注册管理办法》，在药物临床试验中，所采用的具有足够样本量随机盲法对照试验属于
    A. Ⅰ期临床试验
    B. Ⅱ期临床试验
    C. Ⅲ期临床试验
    D. Ⅳ期临床试验

25. 关于《药品经营质量管理规范》的说法，错误的是
    A. 医疗机构药房和计划生育技术服务机构按照《药品经营质量管理规范》对药品采购、储存、养护进行质量管理
    B. 《药品经营质量管理规范》是药品经营管理和质量控制的基本准则
    C. 药品生产企业销售药品、药品流通过程中其他涉及储存与运输药品的，也应当符合《药品经营质量管理规范》的规定
    D. 《药品经营质量管理规范》附录作为正文的附加条款，与正文条款具有同等效力

26. 《麻醉药品和精神药品管理条例》规定，定点批发企业的违法行为不包括
    A. 未依照规定购进、未保证供应、未对医疗机构履行送货义务、未依照规定销毁麻醉药品和第一类精神药品的
    B. 未依照规定使用麻醉药品和精神药品的
    C. 未依照规定报告麻醉药品和精神药品的进货、销售、库存数量以及流向的
    D. 未依照规定储存麻醉药品和精神药品，或者未依照规定建立、保存专用账册的

27. 根据《中华人民共和国消费者权益保护法》，消费者在购买商品时，不享有的权利是
    A. 人身安全不受损害
    B. 知悉所购买商品的真实情况
    C. 自主选择商品
    D. 无理由退货

28. 《中华人民共和国药品管理法》未作规定的制度是
    A. 药品不良反应报告制度
    B. 药品入库和出库必须执行检查制度
    C. 医疗用毒性药品特殊管理制度
    D. 基本药物制度

29. 根据《化妆品卫生监督条例》，我国将化妆品分为特殊用途化妆品、非特殊用途化妆品，下列属于非特殊用途化妆品的是
    A. 染发类
    B. 香水类
    C. 祛斑类
    D. 防晒类

30. 根据《麻醉药品和精神药品管理条例》，医院从药品批发企业购进第一类精神药品时
    A. 应由医院自行到药品批发企业提货
    B. 应由药品批发企业将药品送至医院
    C. 应由公安部门协助药品批发企业将药品送至医院
    D. 应由公安部门协助医院到药品批发企业提货

31. 根据《药品经营质量管理规范》，关于药品

储存与养护要求的说法,正确是
A. 中成药与中药饮片必须分库存放
B. 不同批号的药品必须分库存放
C. 药品与非药品必须分库存放
D. 外用药与其他药品必须分库存放

32. 《药品经营许可证管理办法》适用于
A. "药品经营许可证"验收、发证、换证及监督管理
B. "药品经营许可证"检查、验收、发证及监督管理
C. "药品经营许可证"验收、发证、变更及监督管理
D. "药品经营许可证"发证、换证、变更及监督管理

33. 《药品经营许可证管理办法》规定,在核定药品零售企业经营范围时,应先核定
A. 经营人员
B. 营业场所
C. 经营类别
D. 受理通知书

34. 医疗器械说明书、标签可以含有的内容是
A. "保证治愈""即刻见效""疗效最佳"等表示功效的断言或保证的内容
B. 说明治愈率或者有效率的内容
C. 维护和保养方法,特殊储存条件、方法
D. 与其他企业产品的功效和安全性相比较的内容

35. 药品包装上没有标示具体温度的,按《中国药典》规定,储存相对湿度应为
A. 25%～50%
B. 35%～55%
C. 35%～65%
D. 35%～75%

36. 我国执业药师的职业道德准则具体内容不包括
A. 依法执业,质量第一
B. 进德修业,珍视声誉
C. 尊重生命,如实宣传
D. 尊重同仁,密切协作

37. 根据《药品注册管理办法》,下列药品批准文号格式符合规定的是
A. 国卫药注字 J20160008
B. 国药准字 S20143005
C. 国食药准字 Z20163026
D. 国食药监字 H20130085

38. 与药材进口申请与审批要求不符的是
A. 申请药材进口,申请人应当按照规定填写《进口药材申请表》,并向国家药品监督管理部门报送有关资料
B. 国家药品监督管理部门收到申报资料后,应对申报资料的规范性、完整性进行形式审查,并发出受理或者不予受理通知书
C. 首次进口药材申请受理后,申请人应当及时将检验样品和相关资料报送中国药品生物制品检定所
D. 国家药品监督管理部门收到检验报告和复核意见后,进行技术审核和行政审查。对符合要求的,颁发《进口药材批件》;对不符合要求的,发给《审查意见通知件》,并说明理由

39. 根据《药品说明书和标签管理规定》,在药品说明书中应列出全部辅料名称的是
A. 处方药
B. 注射剂
C. 获得中药一级保护的中药品种
D. 麻醉药品和第一类精神药品

40. 按照《药品包装、标签规范细则(暂行)》,不属于大包装、中包装、最小销售单元包装

和标签上必须印有符合规定的标志是
A. 麻醉药品、外用药品
B. 非处方药品、精神药品
C. 放射性药品、医疗用毒性药品
D. 蛋白同化制剂、肽类激素

二、B型题（标准配伍题）

答题说明

以下提供若干组考题，每组考题共用在考题前列出的A、B、C、D四个备选答案。请从中选择一个与问题关系最密切的答案。某个备选答案可能被选择一次、多次或不被选择。

（41~42题共用备选答案）
A. 县级以上地方卫生行政部门
B. 县级卫生行政部门
C. 省级以上卫生行政部门
D. 省级卫生行政部门

根据《抗菌药物临床应用管理办法》
41. 应当建立抗菌药物临床应用情况排名、公布和诫勉谈话制度的是
42. 建立本行政区域的抗菌药物临床应用监测网和细菌耐药监测网的是

（43~44题共用备选答案）
A.《国家基本医疗保险药品目录（甲类）》
B.《国家基本医疗保险药品目录（乙类）》
C.《国家基本医疗保险药品目录》
D.《国家非处方药目录》

根据《关于建立国家基本药物制度的实施意见》，政府举办的基层医疗卫生机构增加使用非目录药品品种
43. 从哪个范围内选择
44. 确因地方特殊疾病治疗必需的，也可在哪个范围内选择

（45~46题共用备选答案）
A. A类药品不良反应
B. B类药品不良反应
C. 新的和严重的药品不良反应
D. 所有不良反应
45. 新药监测期内的国产药品须报告其引起的
46. 新药监测期已满的其他国产药品须报告其引起的

（47~49题共用备选答案）
A. 检查验收制度
B. 检查制度
C. 保管制度
D. 质量保证制度
47. 药品经营企业对药品出入库必须执行
48. 药品经营企业必须制定和执行药品
49. 药品经营企业购进药品，必须建立并执行进货

（50~51题共用备选答案）
A. 2年
B. 3年
C. 4年
D. 5年

根据《麻醉药品和精神药品管理条例》
50. 第二类精神药品处方至少保存
51. 第二类精神药品专用账册的保存期限应当自药品有效期满之日起不少于

（52~54题共用备选答案）
A.《国家处方药目录》
B.《国家基本医疗保险药品目录（甲类）》
C.《国家基本医疗保险药品目录（乙类）》
D.《国家非处方药目录》

根据《城镇职工基本医疗保险用药范围管理暂行办法》
52. 由国家统一制定，各地不得调整的是

53. 由国家制定,各省可根据当地经济水平、医疗需求和用药习惯适当进行调整的是
54. 按基本医疗保险的规定支付的是

(55~56题共用备选答案)
A. 保证其与提供的商品的实际质量状况相符
B. 向消费者出具服务单据
C. 按约定履行,不得无理拒绝
D. 做出明确的答复

《中华人民共和国消费者权益保护法》规定

55. 经营者以产品说明书表明商品质量状况的应
56. 经营者提供的服务,按国家规定,承担包修、包换、包退责任的应

(57~59题共用备选答案)
A. 国家药品监督管理局
B. 所在地省级药品监督管理部门
C. 国家药品监督管理局和省级药品监督管理部门
D. 药品生产企业

57. 应当建立药品召回信息公开制度的是
58. 应当建立和完善药品召回制度的是
59. 进口药品的境外制药厂商在境外实施药品召回的,应当及时报告

(60~61题共用备选答案)
A. 15日内
B. 3日内
C. 3年
D. 5年

60. 新药的监测期自新药批准生产之日起计算,最长不得超过
61. 药品生产企业对所发现的新的不良反应应在发现之日起的多长时间报告

(62~63题共用备选答案)
A. 5年以下有期徒刑或者拘役,并处罚金

B. 管制
C. 拘役
D. 没收财产

根据《中华人民共和国刑法》

62. 违反国家规定买卖"药品经营许可证",扰乱市场秩序,情节严重的,处
63. 违反国家规定买卖"进口药品注册证",扰乱市场秩序,情节严重的,处

(64~66题共用备选答案)
A. 验收检查
B. 定期清斗
C. 清斗并记录
D. 复核

根据2013年6月施行的《药品经营质量管理规范》经营中药饮片的零售药店

64. 为防止饮片生虫、发霉、变质,放置中药饮片的柜斗应当
65. 不同批号的中药饮片装斗前应当
66. 为防止错斗、串斗,中药饮片装斗前应当

(67~68题共用备选答案)
A. 安全权
B. 知情权
C. 自主选择权
D. 公平交易权

根据《中华人民共和国消费者权益保护法》

67. 药品零售企业出售阿胶时未按消费者的要求提供产地信息,侵犯了消费者的
68. 药品零售企业出售的女性避孕药价格明显不合理,侵犯了消费者的

(69~70题共用备选答案)
A. 5年
B. 4年
C. 3年
D. 2年

根据《医疗机构药品监督管理办法(试行)》

69. 医疗机构首次购进药品加盖供货单位原印

章的相关证明文件的复印件,保存期不得少于

70. 医疗机构购进药品时索取留存的供货单位合法票据,保存期不得少于

（71~73题共用备选答案）
A. 为假药
B. 按假药论处
C. 为劣药
D. 按劣药论处

71. 变质的药品
72. 被污染的药品
73. 使用依照本法必须取得批准文号而未取得批准文号的原料药生产的药品

（74~75题共用备选答案）
A. 消费者的权利
B. 经营者的义务
C. 生产者的权利
D. 消费者协会的义务

根据《中华人民共和国消费者权益保护法》

74. 应保证提供的商品或者服务的实际质量与表明的质量状况相符的为
75. 接受服务时,有权获得质量保障、价格合理、计量正确等公平交易条件的为

（76~77题共用备选答案）
A. 卫生行政部门处罚
B. 工商行政管理部门处罚
C. 经济综合主管部门处罚
D. 药品监督管理部门处罚

76. 依据《中华人民共和国药品管理法》,药品生产企业或其代理人给予使用其药品的医疗机构的负责人、药品采购人员、医师等有关人员以财物或其他利益的,由
77. 依据《中华人民共和国药品管理法》,医疗机构的负责人、药品采购人员、医师等有关人员收受药品生产企业或其代理人给予的财物或其他利益的,由

（78~80题共用备选答案）
A. 地方人民政府和药品监督管理部门
B. 国家或者省级人民政府的药品监督管理部门
C. 药品监督管理部门及其设置的药品检验机构
D. 药品监督管理部门及其设置的药品检验机构的工作人员

78. 不得参与药品生产经营活动,不得以其名义推荐或者监制、监销药品的是
79. 不得以要求实施药品检验手段限制非本地区药品生产企业依照《药品管理法》生产的药品进入本地区的是
80. 应当定期公告药品质量抽查检验结果的是

（81~82题共用备选答案）
A. 分别以非法买卖制毒物品罪、走私制毒物品罪定罪处罚
B. 以制造毒品罪定罪处罚
C. 分别以走私制毒物品罪、非法买卖制毒物品罪定罪处罚
D. 以非法买卖制毒物品罪定罪处罚

81. 以加工、提炼制毒物品制造毒品为目的,购买麻黄碱类复方制剂,或者运输、携带、寄递麻黄碱类复方制剂进出境的
82. 以加工、提炼制毒物品为目的,购买麻黄碱类复方制剂,或者运输、携带、寄递麻黄碱类复方制剂进出境的

（83~85题共用备选答案）
A. 第一类医疗器械
B. 第二类医疗器械
C. 第三类医疗器械
D. 特殊用途医疗器械

83. 血压计是
84. 心脏起搏器是
85. 外科用手术器械是

（86~88题共用备选答案）

A. 药品的通用名称
B. 乙类非处方药
C. 药品包装、标签及说明书
D. 甲类非处方药

86. 以指南性标志的绿色椭圆形底阴文作为专有标识是
87. 以红色椭圆形底阴文作为专有标识的是
88. 所用文字必须以中文为主并使用国家语言文字工作委员会公布的规范化汉字的是

(89~90题共用备选答案)
A. 1个最小包装
B. 2个最小包装
C. 3个最小包装
D. 5个最小包装

89. 药品零售企业销售<30mg麻黄碱类复方制剂时,一次销售不得超过
90. 药品零售企业销售含特殊药品复方制剂的非处方药时,一次销售不得超过

三、C型题(综合分析选择题)

答题说明

以下提供若干个案例,每个案例下设若干个考题。每一道考题下面有A、B、C、D四个备选答案。请从中选择一个最佳答案。

(91~92题共用题干)

当前随着互联网的普及,公众通过互联网查询药品信息和购买药品已成为发展趋势,申请互联网信息和交易服务资格证书的企业逐年增加,企业在互联网上进行药品交易和药品信息发布的活动也逐年增多。毕业后在药店工作了几年时间的林某想联合几个同事经营一家互联网药店,凭借多年的工作经验在互联网上提供药品信息供顾客购买,既可以省去高昂的房租与水电费用,且经营的范围也比较广。

91. 经营性"互联网药品信息服务资格证书"的有效期为
A. 2年
B. 3年
C. 4年
D. 5年

92. 林某经营的网站没有在主页的显著位置标注"互联网药品信息服务资格证书"的证书编号,应
A. 处500元以下罚款
B. 处5000元以下罚款
C. 处1万元以下罚款
D. 处5000元以上1万元以下罚款

(93~96题共用题干)

据世界卫生组织的调查报告显示,中国住院患者抗生素使用率高达80%,使用广谱抗生素和联合使用两种抗生素的占58%,远远高于30%的国际水平。中国门诊感冒患者约有75%应用抗生素,外科手术者则高达95%。抗菌药物使用强度高居不下,其中的原因有:医生因素,包括手术卫生执行不够,无菌操作观念不强,合理用药认识不足,缺乏相关培训,以及缺乏有效的用药评估;沟通因素,医院无相应制度及质量考核标准;外界因素,缺乏信息化的管理监督;病人因素,缺乏认识,要求用药;环境因素,医院危重病人多,存在多种多重耐药菌。如何合理控制抗菌药物的使用,成为医院管理者面临的一项巨大挑战。

93. 根据《抗菌药物临床应用管理办法》,基层医疗卫生机构只能选用
A. 基本药物(不包括各省区市增补品种)中的抗菌药物品种
B. 基本药物(包括各省区市增补品种)中的抗菌药物品种
C. 《国家处方集》收录的抗菌药物品种
D. 《国家基本医疗保险、工伤保险和生育保险药品目录》收录的抗菌药物品种

94. 根据《抗菌药物临床应用管理办法》，医疗机构应当开展调查的抗菌药物临床应用异常情况不包括
   A. 使用量异常增长的抗菌药物
   B. 半年内使用量始终居于前列的抗菌药物
   C. 经常超适应证、超剂量使用的抗菌药物
   D. 频繁发生不良事件的抗菌药物

95. 根据《抗菌药物临床应用管理办法》，抗菌药物分级管理的依据不包括
   A. 安全性
   B. 疗效
   C. 稳定性
   D. 细菌耐药性

96. 可授予限制使用级抗菌药物处方权的是
   A. 具有初级以上专业技术职务任职资格的医师
   B. 具有中级以上专业技术职务任职资格的医师
   C. 具有高级以上专业技术职务任职资格的医师
   D. 具有中级和高级以上专业技术职务任职资格的医师

（97～100题共用题干）
某药品生产企业获知其生产的处于新药监测期内的某种注射剂，导致一名患者出现过敏性休克，最终死亡。

97. 该药品生产企业应当通过不良反应监测中心的网站报告的期限为
   A. 立即
   B. 3 日
   C. 15 日
   D. 30 日

98. 该药品生产企业应当对获知的死亡病例进行调查，并在几日内完成调查报告，报所在地的省级药品不良反应监测机构
   A. 3 日
   B. 10 日
   C. 15 日
   D. 30 日

99. 该中药注射剂出现的药品不良反应属于
   A. A 型药品不良反应
   B. B 型药品不良反应
   C. C 型药品不良反应
   D. D 型药品不良反应

100. 该药品生产企业在新药监测期内应当报告该中药注射剂出现的
   A. 新的和严重的不良反应
   B. 已知的不良反应
   C. 所有不良反应
   D. 副作用

（101～103题共用题干）
某地药品监督管理部门在日常监督检查中发现某药品生产企业的"人血清蛋白"瓶内包装上有【批准文号】国药准字 S1187002，【规格】20%﹡5。其说明书上的是【批准文号】国药准字 S1187005，【规格】蛋白浓度：20%，装量为 5g/瓶。

101. 对该药品生产企业违反药品标识管理规定的处罚是
   A. 责令改正，给予警告
   B. 依法按照假药论处
   C. 没收违法所得，给予警告
   D. 吊销"药品生产许可证"

102. 下列关于药品说明书，不正确的有
   A. 对于竖版标签，药品通用名称必须在左三分之一范围内显著位置标出
   B. 说明书不得使用斜体、中空、阴影等形式对字体进行修改，也不得选用草书等不易识别的字体
   C. 药品商品名称不得与通用名称同行书写，且字体不得比通用名称更突出和显著
   D. 说明书上禁止使用未经注册的商标及其他未经国家药品监督管理部门批准的药品名称

103. 下列不属于药品说明书管理要求的是

A. 药品中含有兴奋剂的应在说明书上注明"运动员慎用"
B. 药品说明书的文字应科学、规范、准确、正确
C. 企业防伪码、企业识别码、印刷企业、驰名商标可以在说明书上印制
D. 药品说明书一经核准后,不得擅自增加或删去内容

(104～107题共用题干)

近期,国家药品监督管理局监督检查发现,印度易瑞沙代购网、昆明阳光戒毒中心等9个互联网站发布虚假信息,欺骗误导消费者,严重危害公众用药安全,国家药品监督管理局已将这些违法网站移送国家网信办和通信部门依法屏蔽、查处。为了保护公众用药安全,现将下列9家违法网站予以曝光。

104. 上述经营者发布虚假信息侵犯了消费者的哪些权利
  A. 安全保障权
  B. 真情知悉权
  C. 知识获取权
  D. 公平交易权

105. 互联网药品信息服务机构应当拥有什么资格
  A. 相应的厂房
  B. 雄厚的资金
  C. 依法经资格认定的药学、医疗器械技术人员
  D. 法人应当是执业药师

106. 未取得互联网药品交易服务机构资格证书,擅自从事互联网药品交易服务或者互联网药品交易服务机构资格证书超出有效期的
  A. 药品监督管理部门责令限期改正,给予警告
  B. 药品监督管理部门给予警告;情节严重的,移交信息产业主管部门等有关部门依照有关法律、法规予以处罚

  C. 药品监督管理部门责令限期改正,给予警告;情节严重的,移交信息产业主管部门等有关部门依照有关法律、法规予以处罚
  D. 药品监督管理部门责令限期改正,给予警告,没收药品和违法所得;情节严重的,移交工商管理部门等有关部门依照有关法律、法规予以处罚

107. 互联网药品交易服务包括
  A. 药品生产企业、药品批发企业通过自身网站与本企业成员之外的其他企业进行的互联网药品交易
  B. 为药品生产企业、药品经营企业和医疗机构之间的互联网药品交易提供的服务
  C. 药品生产企业、药品批发企业通过自身网站向个人消费者提供的互联网药品交易服务
  D. 为药品生产企业、药品经营企业和医疗机构之间的互联网药品交易提供的服务,药品生产企业、药品批发企业通过自身网站与本企业成员之外的其他企业进行的互联网药品交易以及向个人消费者提供的互联网药品交易服务

(108～110题共用题干)

秦某,乳腺癌患者,以3000元/盒的团购价帮助近千名病友购买仿制抗乳腺癌药"赫赛汀",销售金额达到25万元,因"销售假药罪"被警方带走。

108. 秦某,被定为"销售假药罪",下列不是假药的是
  A. 超过有效期的,未标明有效期或更改有效期的
  B. 未经批准生产、进口,或者依法必须被检验的而未经检验即销售的
  C. 所标出的适应证超出功能主治范围
  D. 被污染的

109. 根据《关于办理危害药品安全刑事案件使

用法律若干问题的解释》,秦某的情形应当认定为
A. 对人体健康造成严重危害
B. 其他特别严重情节
C. 后果特别严重
D. 其他严重情节

110. 根据《药品管理法实施条例》,忽略其他因素,秦某销售假药从重处罚的依据是

A. 销售以婴幼儿、孕妇及寒热儿童为主要对象的假药
B. 销售假药造成人员伤害后果的
C. 销售生物制品属于假药的
D. 以麻醉药品、精神药品等冒充其他药品,或者用其他药物冒充麻醉药品、精神药品的

四、X 型题（多项选择题）

答题说明

以下每一道考题下面有 A、B、C、D 四个备选答案。请从中选择二个或二个以上的正确答案。

111. 根据《药品不良反应报告和监测管理办法》,药品生产企业应当开展重点监测,并对监测数据进行汇总、分析、评价和报告的药品包括
A. 新药监测期内的国产药品
B. 新药监测期已满的国产药品
C. 仿制药品
D. 首次进口 5 年内的药品

112. 关于对批准生成的新药品种设立监测期规定的说法,正确的有
A. 药品生产企业应当经常考察处于监测期内新药的生产工艺
B. 新药的监测期自新药批准生产之日起计算,最长不得超过 5 年
C. 监测期内的新药,国家药品监督管理部门不再受理其他企业进口该药的申请
D. 监测期内的新药应根据临床应用分级管理制度限制使用

113. 列入精神药品第二类品种目录的是
A. 异戊巴比妥
B. 氨酚氢可酮片
C. 麦角胺咖啡因片
D. 地西泮

114. 下列有关法律效力层次的说法,正确的有
A. 在同一位阶的法之间,特别规定优于一般规定
B. 下位法违反上位法规定的,由有关机关依法予以改变或者撤销
C. 上位法的效力高于下位法
D. 在同一位阶的法之间,旧的规定优于新的规定

115. 中药在人们防病治病中具有不可替代的作用,中药包括
A. 中药材
B. 地道药材
C. 中药饮片
D. 中成药

116. 根据《药品生产质量管理规范》,不得从事直接接触药品生产的人员有
A. 传染病患者
B. 心血管疾病患者
C. 皮肤病患者
D. 体表有伤口者

117. 下列名词,在药品说明书中应当采用国家统一颁布或规范的专用词汇表述的是

A. 药学专业名词
B. 疾病名称
C. 临床检验名称和结果
D. 药品名称

118. 根据《中华人民共和国药品管理法实施条例》,药品零售企业在城乡集市贸易市场设点销售的药品超出了批准的药品经营范围,应给予的处罚包括
A. 警告,责令改正
B. 构成犯罪的,依法追究刑事责任
C. 依法予以取缔,没收药品和违法所得
D. 处违法销售的药品货值金额二倍以上五倍以下的罚款

119. 根据《麻醉药品和精神药品管理条例》,国家确定麻醉药品和精神药品全国年度需求总量应考虑的因素包括
A. 医疗的需要
B. 科学研究的需要
C. 药品生产企业生产用原料的需要
D. 国家储备的需要

120. 根据《中华人民共和国中医药法》,下列中医药管理事项,实行备案管理的有
A. 医疗机构仅用传统工艺配制中药制剂品种
B. 委托其他取得"医疗机构制剂许可证"的医疗机构配制中药制剂
C. 生产符合国家规定条件的来源于古代经典方的中药复方制剂
D. 在本医疗机构内炮制使用临床需要的市场上无供应的中药饮片

参 考 答 案

1. C	2. A	3. B	4. B	5. D	6. C	7. C	8. C	9. A	10. D
11. B	12. A	13. C	14. B	15. D	16. C	17. A	18. D	19. C	20. C
21. C	22. A	23. D	24. C	25. A	26. B	27. D	28. D	29. B	30. B
31. A	32. D	33. C	34. C	35. D	36. C	37. B	38. C	39. B	40. D
41. A	42. D	43. A	44. B	45. D	46. C	47. B	48. C	49. A	50. A
51. D	52. B	53. C	54. B	55. A	56. C	57. C	58. D	59. A	60. D
61. A	62. A	63. A	64. B	65. C	66. D	67. B	68. D	69. A	70. C
71. B	72. B	73. B	74. B	75. A	76. B	77. A	78. C	79. A	80. B
81. B	82. A	83. B	84. C	85. A	86. B	87. D	88. B	89. B	90. D
91. D	92. D	93. B	94. D	95. C	96. B	97. A	98. C	99. B	100. C
101. A	102. A	103. C	104. B	105. C	106. C	107. D	108. A	109. D	110. C

111. AD　　112. ABC　　113. ABCD　　114. ABC　　115. ACD
116. ACD　　117. ABCD　　118. BCD　　119. ACD　　120. ABD

试卷标识码:

国家执业药师资格考试

药事管理与法规
押题秘卷（六）

考生姓名：_____

准考证号：_____

考　　点：_____

考　场　号：_____

药事管理与法规押题秘卷(六)

一、A型题（单句型最佳选择题）

答题说明

以下每一道考题下面有A、B、C、D四个备选答案。请从中选择一个最佳答案。

1. 根据《医疗机构药事管理规定》,关于医院药师工作职责的说法,错误的是
   A. 负责处方或用药医嘱审核
   B. 负责指导病房(区)护士请领、使用与管理药品
   C. 参与临床药物治疗,对临床药物治疗提出意见或调整建议
   D. 开展药品质量检测,对所在医院的药物治疗全负责

2. 有关中药材采收与加工,说法错误的是
   A. 野生或半野生药用动植物的采集应坚持"最大持续产量"原则
   B. 不能使用任何保鲜剂和防腐剂
   C. 鲜用药材可采用冷藏、砂藏、罐贮、生物保鲜等适宜的保鲜方法
   D. 药用部分采收后,经过拣选、清洗、切制、修整、迅速干燥等适宜的加工

3. 根据《进口药材管理办法(试行)》,"进口药材批件"分一次性有效批件和多次使用批件。下列关于"进口药材批件"的说法,错误的是
   A. 多次使用批件的有效期为5年
   B. 一次性有效期批件的有效期为1年
   C. "进口药材批件"编号格式为:国药材进字+4位年号+4位顺序号
   D. 对于濒危物种药材和首次进口药材的进口申请,颁发一次性有效批件

4. 麻醉药品是指
   A. 使用后易产生依赖性并能成瘾癖的药品
   B. 连续使用后易产生依赖性并能成瘾癖的药品
   C. 连续使用后易产生身体依赖性并能成瘾癖的药品
   D. 连续使用后能够产生身体依赖性的药品

5. 麻醉药品和第一类精神药品入出库实行
   A. 特殊核查制度
   B. 一般核对即可
   C. 双人核查制度
   D. 三人核查制度

6. 药品类易制毒化学品禁止
   A. 使用信用卡进行交易
   B. 使用个人银行卡名义进行交易
   C. 个人独立操作交易
   D. 使用现金或实物进行交易

7. 罂粟壳不得单方发药,处方保存
   A. 1年
   B. 2年
   C. 3年
   D. 有效期后1年

8. 在执业药师管理职责分工中,由省级药品监管部门组织实施的是
   A. 执业药师考前的培训
   B. 执业药师资格考试考务工作
   C. 执业药师继续教育
   D. 执业药师执业注册许可

9. 下列情形应按假药论处的是
   A. 在适应证项下删除"治疗感冒引发的鼻塞"的表述
   B. 生产批号"110324"改为"110328"
   C. 以淀粉片冒充感冒片

D. 片剂外表霉迹斑斑

10. 需实施一级召回的是
   A. 使用该药品可能引起严重健康危害的
   B. 使用该药品可能引起暂时的或者可逆的健康危害的
   C. 使用该药品一般不会引起健康危害的
   D. 由于其他原因需要收回的

11. 关于药品质量抽查检验和质量公告的说法,错误的是
   A. 药品抽查检验只能按检验成本收取费用
   B. 国家药品质量公告应当根据药品质量状况及时或定期发布
   C. 抽样人员在药品抽样时,应当认真检查药品贮存条件
   D. 当事人对药品检验机构的药品检验结果有异议,可以向相关的药品检验机构提出复验

12. 《中华人民共和国药品管理法》规定,从事生产、销售假药及生产、销售劣药情节严重的企业或者其他单位,其直接负责的主管人员和其他直接责任人员几年内不得从事药品生产、经营活动
   A. 1
   B. 3
   C. 5
   D. 10

13. 《中华人民共和国药品管理法实施条例》规定,个人设置的门诊部、诊所等医疗机构不得
   A. 配备常用药品和急救药品以外的其他药品
   B. 配备常用药品和急救药品
   C. 配备中成药
   D. 配备非处方药以外的药品

14. 根据《医疗机构药事管理规定》,关于医疗机构药事管理与药物治疗学委员会的说法,正确的是
   A. 药事管理与药物治疗学委员会负责制定本机构处方集和基本用药供应目录
   B. 所有医院必须设立药事管理与药物治疗学委员会
   C. 药事管理与药物治疗学委员会是医疗机构常设行政管理部门
   D. 药事管理与药物治疗学委员会负责药品管理、药学专业技术服务和药事管理工作

15. 根据《互联网药品交易服务审批暂行规定》,向个人消费者提供互联网交易服务企业的条件不包括
   A. 依法设立的药品生产企业或者药品批发企业
   B. 具备网上咨询、网上查询、生成订单、电子合同等基本交易服务功能
   C. 具有完整保存交易记录的能力、设施和设备
   D. 具有健全的网络与交易安全保障措施以及完整的管理制度

16. 药品管理法律体系按照法律效力等级由高到低排序,正确的是
   A. 法律、行政法规、部门规章、规范性文件
   B. 法律、部门规章、行政法规、规范性文件
   C. 部门规章、行政法规、规范性文件、法律
   D. 规范性文件、部门规章、行政法规、法律

17. 《药品广告审查发布标准》规定,药品广告中必须标明
   A. 药品商品名称
   B. 咨询热线
   C. 药品广告批准文号
   D. 厂家地址

18. 执业药师继续教育实行
    A. 考核制
    B. 备案制
    C. 注册制
    D. 学分制

19. 根据《中共中央、国务院关于深化医药卫生体制改革的意见》，基本医疗卫生制度的主要内容不包括
    A. 医疗服务体系
    B. 医疗保障体系
    C. 药品供应保障体系
    D. 国家基本药物制度

20. 提供虚假的申报资料，已取得批准证明文件的，省级药品监督管理部门应撤销其批准证明文件，且
    A. 在1年内不受理其申请，并处罚款
    B. 在2年内不受理其申请，并处罚款
    C. 在3年内不受理其申请，并处罚款
    D. 在5年内不受理其申请，并处罚款

21. 关于保健食品的说法，错误的是
    A. 适用于特定人群，具有调节机体功能作用
    B. 声称保健功能的，应当具有科学依据
    C. 不得对人体产生急性、亚急性或者慢性危害
    D. 可以声称对疾病有一定程度的预防治疗作用

22. 下列表述符合三级召回的是
    A. 使用该医疗器械引起危害的可能性较小但仍需要召回的
    B. 医疗器械生产企业做出医疗器械召回决定的，召回在3日内
    C. 使用该医疗器械可能或者已经引起严重健康危害的
    D. 医疗器械生产企业做出医疗器械召回决定的，召回在15日内

23. 下列关于医疗器械再评价和结果处理表述错误的有
    A. 医疗器械再评价，是指对医疗器械的安全性、有效性进行重新评价，并实施相应措施的过程
    B. 医疗器械再评价遵循"谁审批、谁评价"的原则
    C. 再评价结果表明已注册的医疗器械不能保证安全、有效的，由原发证部门注销"医疗器械注册证"，并向社会公布
    D. 根据科学研究的发展，对已注册的医疗器械的安全、有效有认识上的改变的，省级以上药品监督管理部门应当对其组织开展再评价

24. 根据《药品广告审查办法》，下列需按药品广告进行审查的是
    A. 利用电视发布含有药品名称、药品适应证的广告
    B. 非处方药仅宣传药品通用名称的
    C. 非处方药仅宣传药品商品名称的
    D. 处方药在指定的医学药学专业刊物上仅宣传药品通用名称的

25. 根据《执业药师资格制度暂行规定》，执业药师资格考试合格者取得的《执业药师资格证书》
    A. 在颁发地省内有效
    B. 在全国范围内有效
    C. 在取得者的居住地有效
    D. 在取得者的工作所在地有效

26. 关于药品安全风险和药品安全风险管理措施的说法，错误的是
    A. 药品内在属性决定药品具有不可避免的药品安全风险
    B. 不合理用药、用药差错是导致药品安全

风险的关键因素

C. 药品生产企业应担负起药品整个生命周期的安全监测和风险管理工作

D. 实施药品安全风险管理的有效措施是要从药品注册环节消除各种药品风险因素

27. 根据《医疗机构制剂配制质量管理规范（试行）》，制剂使用过程中发现的不良反应，应按规定予以记录，且保留病历和有关检验、检查报告单等原始记录备查，原始记录的最短保存期限为

A. 1 年
B. 2 年
C. 3 年
D. 4 年

28. 根据《化学药品和治疗用生物制品说明书规范细则》，说明书【药品名称】项中所列顺序正确的是

A. 通用名称、汉语拼音、商品名称、英文名称
B. 通用名称、商品名称、英文名称、汉语拼音
C. 通用名称、商品名称、汉语拼音、英文名称
D. 通用名称、英文名称、商品名称、汉语拼音

29. 根据药品广告审查发布标准相关规定，下列关于药品广告内容要求的说法错误的是

A. 药品广告中不得含有"家庭必备"内容
B. 在广播电台发布的药品广告，必须同时播出药品广告批准文号
C. 药品不得在未成年人出版物和广播电视上发布
D. 药品广告中不得含有"毒副作用小"的说明性文字

30. 根据《执业药师职业道德准则》的要求，若在咨询中知晓本单位甲药师的处方调配存在不当之处，执业药师应

A. 向患者说明甲药师的专业能力的不足，借机宣传自己的专业能力
B. 应联系甲药师等待其本人回来予以纠正
C. 为尊重同行，应告知患者等待甲药师上班时间再来咨询
D. 应积极提供咨询，并给予纠正

31. 下列规范性文件中，法律效力最高的是

A. 《中华人民共和国药品管理法实施条例》
B. 《医疗机构药事管理规定》
C. 《城镇职工医疗保险用药范围暂行办法》
D. 《关于禁止商业贿赂行为的暂行规定》

32. 根据《疫苗流通和预防接种管理条例》，不属于第一类疫苗的是

A. 国家规定免疫规划受种的疫苗
B. 公民自费并自愿受种的疫苗
C. 省、自治区、直辖市人民政府在执行国家免疫规划时增加的疫苗
D. 县级卫生主管部门在群体性预防接种时增加的疫苗

33. 中药说明书中所列的【成分】系指处方中所含的

A. 主要药味
B. 有效成分
C. 有效部位或有效成分
D. 主要药味、有效部位或有效成分

34. 如果药品内标签包装尺寸太小，可以不标的内容是

A. 通用名称
B. 适应证
C. 产品批号

D. 规格

35. 《中华人民共和国行政复议法》规定,行政复议的受案范围不包括
   A. 对行政机关做出的警告、行政处罚不服的
   B. 对行政机关做出的对财产查封的行政行为不服的
   C. 认为行政机关没有依法办理行政许可事项的
   D. 对行政机关做的行政处分或其他事项不服的

36. 药品的出库记录内容包括
   A. 购货单位、药品的通用名称、剂型、规格、数量、批号、有效期、生产厂商、出库日期、质量状况和复核人员等内容
   B. 购货单位、药品的通用名称、剂型、规格、数量、批号、生产厂商、出库日期、质量状况等内容
   C. 购货单位、品名、剂型、规格、数量、批号、有效期、生产厂商、出库日期等内容
   D. 购货单位、药品的通用名称、剂型、规格、数量、批号、有效期、金额、生产厂商、出库日期、复核人员等内容

37. 《互联网药品信息服务管理办法》适用于
   A. 中国境内提供互联网信息服务的活动
   B. 中国境内提供互联网信息服务的单位
   C. 中国境内提供互联网信息服务的个人
   D. 中国境内提供互联网药品信息服务的活动

38. 《中华人民共和国消费者权益保护法》规定,保护消费者的合法权益是
   A. 商品经营者的责任
   B. 商品或服务提供者的责任
   C. 消费者协会的责任
   D. 全社会的共同责任

39. 中药材生产关系到中药材的质量和临床疗效。下列关于中药材种植和产地初加工管理的说法,错误的是
   A. 禁止在非适宜区种养殖中药材
   B. 中药材产地初加工严禁滥用硫黄熏蒸
   C. 对地道药材采收加工应选用现代化、产业化方法
   D. 对野生或是半野生药用动植物的采集应坚持"最大持续生产"的原则

40. 根据《药品召回管理办法》,当药品经营企业发现其经营的药品存在安全隐患的,应当履行的主要义务,不包括
   A. 开展调查评估,启动召回
   B. 立即停止销售
   C. 通知药品生产企业或者供应商
   D. 向药品监督管理部门报告

二、B型题(标准配伍题)

答题说明

以下提供若干组考题,每组考题共用在考题前列出的A、B、C、D四个备选答案。请从中选择一个与问题关系最密切的答案。某个备选答案可能被选择一次、多次或不被选择。

(41~42题共用备选答案)
A. 5日
B. 10日
C. 15日
D. 20日

41. 药品广告审查机关审查广告的时限为
42. 违法发布药品广告的企业按要求发布更正启事后,省以上药品监督管理部门做出解

除行政强制措施的时限是

(43~44题共用备选答案)
A. 药品的注册管理
B. 药品的生产管理
C. 药品的分类管理
D. 药品的使用管理

43. 新药审批并颁发新药证书属于
44. 非处方药登记管理属于

(45~47题共用备选答案)
A. 1年
B. 3年
C. 5年
D. 7年

45. 违反《药品管理法》有关药品广告的管理规定的,撤销其批准文号后,不受理该品种的广告审批申请的期限是
46. 医疗机构制剂批准文号的有效期为
47. 采取欺骗手段获得批准证明文件的,省级药品监督管理部门撤销其批准证明文件,不受理其申请的时限是

(48~49题共用备选答案)
A. 标签和说明书符合规定,用语科学、易懂的药品
B. 临床治疗必需,使用方便,符合质量要求的药品
C. 临床治疗必需,使用广泛,疗效好,同类药品中价格低的药品
D. 可供临床治疗选择使用,疗效好,同类药品中价格略高的药品

48. 确定《基本医疗保险药品目录(乙类)》
49. 确定《基本医疗保险药品目录(甲类)》

(50~51题共用备选答案)
A. 国务院质量技术监督管理部门负责
B. 国务院卫生行政部门负责
C. 国家药品监督管理部门负责
D. 省级人民政府药品监督管理部门负责

《中华人民共和国药品管理法实施条例》规定
50. 生产注射剂的药品生产企业的GMP认证
51. 生产放射性药品的生产企业的GMP认证

(52~54题共用备选答案)
A. 5年
B. 4年
C. 3年
D. 2年

根据《中华人民共和国药品管理法实施条例》
52. 药品批准文号有效期为
53. "医疗机构制剂许可证"有效期为
54. 药品申报者在申报临床试验时,报送虚假研制方法、质量标准、药理及毒理试验结果等有关资料和样品,情节严重的,几年内不受理该药品申报者申报该品种的临床试验申请

(55~57题共用备选答案)
A. 1年
B. 2年
C. 3年
D. 4年

55. 麻醉药品、一类精神药品处方保存
56. 普通、急诊保存
57. 儿科处方保存

(58~59题共用备选答案)
A. 成分、性状
B. 生产企业
C. 执行标准
D. 包装数量

依据《药品说明书和标签管理规定》
58. 运输、储藏包装标签和外标签都含有的内容是
59. 运输、储藏包装标签和外标签都不含有的内容是

(60~61题共用备选答案)
A. 有效期至10月/2013年
B. 有效期至2013年11月
C. 有效期至2013年10月31日
D. 有效期至2013年11月1日

根据《药品说明书和标签管理规定》
60. 生产日期为2011年11月1日的药品有效期可表述为
61. 生产日期为2011年12月15日的药品有效期可表述为

(62~63题共用备选答案)
A. 药品生产企业
B. 药品经营企业
C. 药品使用单位
D. 药品经营企业、使用单位

62. 收集药品安全的相关信息,对可能具有安全隐患的药品进行调查、评估,召回存在安全隐患的药品的是
63. 发现其经营、使用的药品存在安全隐患的,应当立即停止销售或者使用该药品的是

(64~66题共用备选答案)
A. 国家药品监督管理部门
B. 国务院农业主管部门
C. 国家药品监督管理部门和国务院农业主管部门
D. 省级药品监督管理部门

64. 制定麻醉药品和精神药品的年度生产计划的部门
65. 制定麻醉药品药用原植物年度种植计划的部门
66. 制定毒性药品年度生产、收购、供应和配制计划的部门

(67~70题共用备选答案)
A. 处2倍以上5倍以下的罚款
B. 处1倍以上3倍以下的罚款
C. 处1倍以上5倍以下的罚款
D. 处1万元以上20万元以下的罚款

《中华人民共和国药品管理法》规定
67. 生产、销售假药的
68. 生产、销售劣药的
69. 从无"药品生产许可证"或者"药品经营许可证"的企业购进药品的
70. 未取得"药品生产许可证"或者"药品经营许可证"生产、销售药品的

(71~72题共用备选答案)
A. 1年
B. 2年
C. 3年
D. 4年

依照《疫苗流通和预防接种管理条例》的规定
71. 疾病预防控制机构、接种单位在接收或者购进疫苗时,索取的证明文件应保存至超过疫苗有效期几年备查
72. 疾病预防控制机构应当根据国务院卫生主管部门的规定,建立真实、完整的购进、分发、供应记录,并保存至超过疫苗有效期几年备查

(73~74题共用备选答案)
A. 执业药师
B. 药师及主管药师、主任药师
C. 医院药剂师
D. 临床药师

73. 我国对药学技术人员实行注册制度是
74. 我国对药学技术人员实行药学专业技术职称制度是

(75~76题共用备选答案)
A. 质量标准、检验操作规程、制剂质量稳定性考察记录和检验记录
B. 配制规程、检验操作规程和检验记录
C. 配制记录和检验记录
D. 配制规程、标准操作规程和配制记录

75. 依照《医疗机构制剂配制质量管理规范

（试行）》，制剂配制的管理文件主要有
76. 依照《医疗机构制剂配制质量管理规范（试行）》，配制制剂的质量管理文件主要有

（77～79题共用备选答案）
A."药品生产许可证"
B."药品经营许可证"
C."医疗机构制剂许可证"
D."医疗机构执业许可证"

77. 企业违反《药品管理法》规定，在购销药品中无真实、完整的购销记录且情节严重的，应吊销其
78. 药品的生产企业、未按照规定实施《药品生产质量管理规范》且情节严重的，应吊销其
79. 医疗机构使用未取得药学专业技术职务任职资格的人员从事处方调剂工作，情节严重的，应吊销其

（80～82题共用备选答案）
A. 特殊使用级抗菌药物处方权
B. 限制使用级抗菌药物处方权
C. 非限制使用级抗菌药物处方权
D. 抗菌药物调剂资格

80. 药师经培训并考核合格后，方可获得
81. 具有中级以上专业技术职务任职资格的医师，可授予
82. 具有高级专业技术职务任职资格的医师，可授予

（83～85题共用备选答案）

A. 包装
B. 标签和说明书
C. 警示语或忠告语
D. 标签

83. 必须印有国家指定的非处方药专有标识
84. 必须印有"请仔细阅读药品使用说明书并按说明使用或在药师指导下购买和使用"
85. 禁忌证、注意事项、不良反应不得少于范本内容

（86～88题共用备选答案）
A. 注销注册
B. 首次注册
C. 再次注册
D. 变更注册

86. 在药品经营企业执业的执业药师，去药品生产企业执业时应办理
87. 因健康或其他原因不能或不宜从事执业药师业务的应办理
88. 注册有效期满前三个月，持证者应申请办理

（89～90题共用备选答案）
A. 有效性
B. 均一性
C. 安全性
D. 稳定性

89. 能满足治疗疾病的要求是体现药品的
90. 能有目的地调节人的生理机能是体现药品的

三、C型题（综合分析选择题）

答题说明

以下提供若干个案例，每个案例下设若干个考题。每一道考题下面有 A、B、C、D 四个备选答案。请从中选择一个最佳答案。

（91～94题共用题干）
医生"开方送药"的情况长期存在，加上消费模式的转变，有很多电商投机取巧，利用网络出售处方。有的电商在无处方的情况下平台

可提供医师代开,有的甚至无需处方即可下单。2015年2月28日,国务院办公厅日前发布《关于完善公立医院药品集中采购工作的指导意见》,要求加强医务人员合理用药培训和考核,发挥药师的用药指导作用,规范医生处方行为,切实减少不合理用药。

91. 对于处方已列入国家秘密技术项目的品种,以及获得中药一级保护的品种,可不列的是
    A.【适应证】
    B.【成分】
    C.【注意事项】
    D.【规格】

92. 国家对处方药与非处方药实行
    A. 品种保护制度
    B. 分类管理制度
    C. 特殊管理制度
    D. 专线运输制度

93. 毒性药品处方
    A. 保存1年备查
    B. 保存2年备查
    C. 保存3年备查
    D. 保存4年备查

94. 经营非处方药药品的企业指南性标志用
    A. 红色专有标识
    B. 绿色专有标识
    C. 红色和绿色专有标识
    D. 双色专有标识

(95~97题共用题干)

中药资源中近80%的种类来源于野生资源。长期以来,由于人们对合理开发利用中药资源的认识不足,使得我国一些地区不同程度上对中药资源进行了掠夺式的过度采收、捕猎;又由于违反自然规律的垦殖等原因,使一些药用动、植物丧失了适宜的环境,减弱了中药资源的再生能力,造成中药资源的减少和枯竭,致使许多种类趋于衰退或濒危灭绝。目前,以利用野生植物为主的300~400味常用中药中,有100多种出现资源量急剧下降,中药材逐渐陷入"越贵越挖,越挖越少,越少越贵"的恶性循环。因此越来越多的无良商贩以次充好,掺假贩假。

95. 根据《关于加强中药饮片监督管理的通知》,有关医疗机构使用中药饮片,说法错误的是
    A. 医疗机构从中药饮片生产企业采购,必须要求企业提供资质证明文件及所购产品的质量检验报告书
    B. 医疗机构从经营企业采购中药饮片,除要求提供经营企业资质证明外,还应要求提供所购产品生产企业的《药品GMP证书》以及质量检验报告书
    C. 医疗机构必须按照《医院中药饮片管理规范》的规定使用中药饮片
    D. 医疗机构如加工少量自用特殊规格饮片,应将品种、数量、加工理由和特殊性等情况向所在地县级以上药品监管部门备案

96. 有关一级保护的野生药材物种说法错误的是
    A. 一级保护的野生药材物种是指濒临灭绝状态的稀有珍贵野生药材物种
    B. 禁止采猎一级保护野生药材物种
    C. 经批准可以采猎一级保护野生药材物种
    D. 一级保护野生药材物种的药用部分不得出口

97. 有关二级、三级保护的野生药材物种说法错误的是
    A. 二级保护的野生药材物种是指分布区域缩小、资源处于衰竭状态的重要野生药材物种
    B. 三级保护的野生药材物种是指资源严重减少的主要常用野生药材物种
    C. 二、三级保护野生药材物种的药用部分实行不限量出口
    D. 不得在禁止采猎区、禁止采猎期进行采猎二、三级保护野生药材物种

(98～100题共用题干)

某医疗机构药师为某肝癌患者调剂可待因的处方。

98. 该处方的印刷用纸为
    A. 淡黄色
    B. 淡绿色
    C. 淡红色
    D. 白色

99. 该处方不得超过
    A. 一次常用量
    B. 3日常用量
    C. 7日常用量
    D. 15日常用量

100. 该处方应当保存
    A. 1年
    B. 2年
    C. 3年
    D. 5年

(101～105题共用题干)

近期,某省药监局开展对药品企业生产质量的监督检查,共检查药品生产企业6家,批发企业5家。重点对企业涉及的危险化学品、特殊药品的购进使用情况、药品质量审批、生产用水电设施、人员安全防护等进行了排查。检查过程中发现刘先生所经营的药品批发企业因药品审批不合格,被勒令暂停经营,等待进一步调查。

101. 承担依法实施药品审批和质量监督检查所需的检验和复验工作
    A. 该省省级药品检验所
    B. 国家药典委员会
    C. 国家药品监督管理局药品审评中心
    D. 国家药品监督管理局药品认证管理中心

102. 国家对新药审批时的检验是
    A. 抽查检验
    B. 注册检验
    C. 指定检验
    D. 委托检验

103. 不符合药品批发企业药品质量验收要求的是
    A. 应当对抽样药品的外观、包装、标签、说明书以及相关的证明文件等逐一进行检查、核对
    B. 零货、拼箱的,应当开箱检查至最小包装
    C. 同一批号的药品应当至少检查一个最小包装
    D. 实施批签发管理的生物制品,应开箱检查至最小包装

104. 药品监督管理部门依法需要检验的药品采取查封、扣押的行政强制措施的,应当作出立案决定的时限是
    A. 自采取行政强制措施之日起7日内
    B. 自采取行政强制措施之日起15日内
    C. 自检验报告书发出之日起7日内
    D. 自检验报告书发出之日起15日内

105. 根据本次抽查检验的结果发布药品质量公告的部门是
    A. 国家药品监督管理部门
    B. 省级药品监督管理部门
    C. 中国食品药品检定研究院
    D. 省级药品检验所

(106～108题共用题干)

甲药品生产企业经批准可以生产第二类精神药品(口服剂型)、生物制品(注射剂)、心血管类药品(注射剂和片剂)、中药注射液和中药提取物的部分品种,乙药品生产企业持有与甲药品生产企业相同品种的《药品GMP》证书。

106. 甲药品生产企业可以委托乙药品生产企业生产药品的情形是
    A. 甲药品生产企业生产线出现故障不再具有生产能力
    B. 甲药品生产企业的某药品部分生产工序过于复杂,希望该部分生产工序委托生产的

C. 甲药品生产企业能力不足暂不能保障市场供应的
D. 甲药品生产企业被药品监督管理部门处以停产整顿处罚的

107. 甲药品生产企业可以委托乙药品生产企业生产的品种是
    A. 生物制品（注射剂型）
    B. 第二类精神药品（口服剂型）
    C. 心血管类药品（注射剂和片剂）
    D. 中药注射液和中药提取物

108. 如果甲药品生产企业欲生产中药饮片，关于其生产行为的说法，正确的是
    A. 必须采购有批准文号的中药饮片进行生产
    B. 必须持有生产中药饮片的《药品GMP证书》
    C. 可以外购中药饮片半成品进再加后销售
    D. 可以外购中药饮片成品，改换包装标签后销售

（109～110题共用题干）
在打击生产销售假药部际协调联席会议第四次会议上，原国家食品药品监管总局局长介绍，今年前5个月，全国食品药品监管系统共查处药品违法案件29615件，涉案金额27737万元，移送公安机关处理669件。目前假药制售存在以下特点：一是利用互联网宣传、黑窝点生产、通过邮政快递方式销售假药问题依然严峻；二是目前药品销售渠道，特别是农村及城乡结合部的药店、医疗机构存在销售假药的现象比较突出；三是对制售假药违法犯罪行为的惩处力度不足。

109. 在我国，明确假劣药品的认定标准，规范药品包装、价格和广告的法律法规为
    A. 《药品管理法》
    B. 《药品管理法实施条例》
    C. 《药品监督管理条例》
    D. 《食品药品行政处罚程序规定》

110. 生产销售假药的法律责任不包括
    A. 没收违法生产、销售的药品
    B. 构成犯罪的，依法追究刑事责任
    C. 有药品批准证明文件的予以撤销，并责令停产、停业整顿
    D. 处违法生产、销售药品货值金额1倍以上3倍以下的罚款

四、X型题（多项选择题）

答题说明

以下每一道考题下面有A、B、C、D四个备选答案。请从中选择二个或二个以上的正确答案。

111. 根据《麻醉药品和精神药品管理条例》，有关医疗机构紧急借用麻醉药品和第一类精神药品的说法正确的是
    A. 紧急借用的麻醉药品和第一类精神药品必须是抢救病人急需而本医疗机构无法提供的
    B. 可以从其他医疗机构紧急借用
    C. 可以从定点批发企业紧急借用
    D. 抢救工作结束后，应当及时将借用情况报所在地设区的市级药品监督管理部门和卫生主管部门备案

112. 对药品分别按处方药与非处方药进行管理是根据药品的
    A. 品种
    B. 规格
    C. 适应证
    D. 剂量

113. 根据《处方管理办法》规定，下列有关药

师调剂说法正确的是
A. 药师经处方审核后,认为存在用药不适宜时,应当告知处方医师,请其确认或者重新开具处方
B. 药师发现严重不合理用药或者用药错误,应当拒绝调剂,及时告知处方医师
C. 药师发现严重不合理用药或者用药错误,应当记录,按照有关规定报告
D. 药师对于不规范处方或者不能判定其合法性的处方,不得调剂

114. 行政处罚包括
A. 人身罚
B. 资格罚
C. 财产罚
D. 声誉罚

115. 国家调整《基本药物目录》品种和数量的依据有
A. 循证医学、药物经济学评价
B. 国家基本药物的应用情况监测和评估
C. 我国基本医疗卫生需求和基本医疗保障水平变化
D. 我国疾病谱的变化

116. 配制制剂必须具有能够保证制剂质量的
A. 设施
B. 管理制度
C. 检验仪器
D. 卫生条件

117. 执业药师的主要职责是保障药品质量和指导用药,具体职责包括
A. 临床药学工作

B. 开展治疗药物监测
C. 提供用药信息
D. 处方审核

118. 《处方药与非处方药流通管理暂行规定》要求执业药师或药师
A. 对医师处方进行审核、签字
B. 拒绝调配、销售有配伍禁忌的处方
C. 对处方不得擅自更改或代用
D. 拒绝调配、销售超剂量的处方

119. 根据《中华人民共和国消费者权益保护法》,提供商品和服务的经营者应当承当的义务包括
A. 经营者收集、使用消费者个人信息应当遵循合法、正当、必要的原则,明示手机、使用信息的目的、方式和范围,并经消费者同意
B. 经营者不得采用格式合同提请消费者注意商品或服务质量、价款、履行期限、安全注意事项和风险警示
C. 经营者向消费者提供有关商品或服务质量、性能、用途、有效期限等信息应当真实、全面,不得作虚假或引人误解的宣传
D. 经营者应当保证其提供的商品或服务符合保障人身、财产安全的要求

120. 属于公立医院药品分类采购的是
A. 谈判采购
B. 国家定点生产
C. 直接挂网采购
D. 招标采购

参 考 答 案

1. D	2. B	3. A	4. C	5. C	6. D	7. C	8. D	9. D	10. A
11. A	12. D	13. A	14. A	15. A	16. A	17. C	18. D	19. D	20. D
21. D	22. A	23. A	24. A	25. B	26. D	27. A	28. B	29. C	30. D
31. A	32. B	33. D	34. B	35. D	36. A	37. D	38. D	39. D	40. A
41. B	42. C	43. A	44. C	45. A	46. B	47. C	48. D	49. C	50. C
51. C	52. A	53. A	54. C	55. C	56. A	57. A	58. B	59. C	60. C
61. B	62. A	63. D	64. A	65. C	66. D	67. A	68. B	69. A	70. A
71. B	72. B	73. A	74. B	75. D	76. A	77. B	78. A	79. D	80. D
81. B	82. A	83. A	84. C	85. B	86. D	87. A	88. C	89. A	90. A
91. B	92. B	93. B	94. B	95. D	96. C	97. C	98. C	99. C	100. C
101. A	102. B	103. D	104. D	105. B	106. C	107. C	108. B	109. A	110. D
111. ABCD		112. ABCD		113. ABCD		114. ABCD		115. ABCD	
116. ABCD		117. ABCD		118. ABCD		119. ACD		120. ABCD	